超声掌中宝病例集锦

心肌病

—— 杨　娅　纳丽莎　郑春华　主编 ——

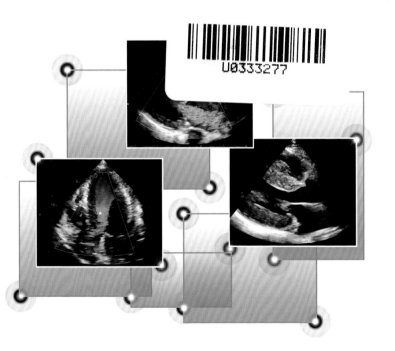

U0333277

科学技术文献出版社
SCIENTIFIC AND TECHNICAL DOCUMENTATION PRESS
·北京·

图书在版编目（CIP）数据

心肌病 / 杨娅，纳丽莎，郑春华主编. —北京：科学技术文献出版社，2020.12（2024.1重印）

（超声掌中宝病例集锦）

ISBN 978-7-5189-7288-3

Ⅰ.①心… Ⅱ.①杨… ②纳… ③郑… Ⅲ.①心肌病—诊疗 Ⅳ.① R542.2

中国版本图书馆 CIP 数据核字（2020）第 214931 号

心肌病

策划编辑：张 蓉 责任编辑：彭 玉 张 波 责任校对：王瑞瑞 责任出版：张志平

出 版 者	科学技术文献出版社	
地 址	北京市复兴路15号 邮编 100038	
编 务 部	（010）58882938，58882087（传真）	
发 行 部	（010）58882868，58882870（传真）	
邮 购 部	（010）58882873	
官 方 网 址	www.stdp.com.cn	
发 行 者	科学技术文献出版社发行 全国各地新华书店经销	
印 刷 者	北京地大彩印有限公司	
版 次	2020 年 12 月第 1 版 2024 年 1 月第 2 次印刷	
开 本	889×1194 1/32	
字 数	362千	
印 张	11.625	
书 号	ISBN 978-7-5189-7288-3	
定 价	108.00元	

编 委 会

出版说明

创新之处：

➤ **微视频**：科学技术文献出版社结合最新的微视频技术，让图书变身为可视化读物。本书共包含234幅动态图，均以二维码形式印制在对应的章节。读者可以通过扫描二维码观看该图的动态过程及聆听专家讲解，从而摆脱纸质图书的局限，使其有如亲身操作一般的视听感受。

➤ **电子书**：科学技术文献出版社结合互联网技术，开创新的阅读媒介，使阅读效果"图""文""视频"三者兼具，更形象生动，节约空间，同时方便读者在手机端随时随地阅读。

➤ **系列课直播**：科学技术文献出版社结合最新的直播技术，邀请参与编撰的多位专家为本书各个病例进行详细分析，使读者边看书边听视频，遇到疑问之处还可与专家及时沟通，实现互联网式的课堂讲解，有助于读者更好地理解心肌病超声诊断的相关知识。

使用方法：

➤ **微视频**：读者观看动态图时，建议在 Wi-Fi 环境下扫码打开，安卓系统手机用微信扫一扫观看，也可以下载最新的 UC 浏览器扫码观看。

➤ **电子书**：购买纸质图书后，刮开封底涂层，获得领取的唯一识别码，在"中国超声医学网"微信公众号平台输入电子书唯一识别码领取，此电子书不可复制转发。

➤ **系列课直播**：扫描本书最后"超声心动图学院高级课程——心肌病"二维码直接观看视频或关注"超声掌中宝·心动版"微信公众号进行听课。

前　言

　　《心脏占位性疾病》一书出版后受到广大读者的欢迎。本书是继《心脏占位性疾病》之后《超声掌中宝病例集锦》丛书的第二册。今后，我们将陆续出版其他心血管疾病方面的超声诊断书籍。

　　本书共6章，45个病例。每个病例简要介绍了患者的病史、体征及相关检查，重点介绍了超声心动图的表现、鉴别诊断及分析讨论，结合丰富的动态和静态图像，加以详细的文字描述。每幅动态图像还配有讲解的音频，读者可以通过扫描二维码达到视听结合的效果，利于掌握和学习。

　　本书的大部分病例由首都医科大学附属北京安贞医院超声心动图一部的医师提供，部分病例来自本书的其他专家，这些病例都是各位医师和专家结合临床精心挑选的。衷心感谢各位专家、编委的无私奉献和辛勤付出！

　　感谢本书的顾问张运院士的悉心指导和大力支持！

　　真诚希望我们的付出能使广大读者获益，同时对书中存在的不足之处，恳请业内同道予以批评指正！

目 录

第一章
扩张型心肌病

超声掌中宝病例集锦·心肌病

病例1
扩张型心肌病：典型的超声心动图特征

【病史、体征及相关检查】

患者，男性，71岁。

主诉：反复心悸、胸闷、气促20余年。

现病史：患者于2000年出现心悸、胸闷、气促，有时伴双下肢水肿。2010年临床诊断为"扩张型心肌病"，并服用β受体阻滞剂及强心药。多次超声心动图检查提示"全心扩大，心功能减低"。冠状动脉CT血管成像（computerized tomography angiography，CTA）检查提示"未见明显异常"。现进行随访。

既往史：无特殊。

体格检查：体温36 ℃，脉搏76次/分，呼吸21次/分，血压120/87 mmHg，心率70次/分。心界扩大，心尖部可闻及Ⅲ级收缩期杂音。

【超声心动图】

- 胸骨旁左室长轴切面：左心房、左心室明显扩大，室壁运动减低（图1-1-1）；M型超声：二尖瓣E峰与室间隔距离EPSS增加，为19 mm；心室M型超声：左心室明显扩大（为62 mm），室壁运动减低，射血分数（ejection fractions，EF）减低（为35%）（图1-1-2）；彩色多普勒超声（color Doppler flow imaging，CDFI）：二尖瓣左心房侧有大量反流信号（图1-1-3）。

- 左室短轴切面：左室壁各节段运动普遍减低。

- 心尖四腔心、两腔心及三腔心切面：左心扩大，左室壁各节段运动普遍减低；二尖瓣左心房侧见大量反流信号，反流面积为19 cm^2（图1-1-4）；二尖瓣口舒张期E峰为124 cm/s，A峰为37 cm/s，E/A为3.35（图1-1-5）；三尖瓣右心房侧见中-大量反流信号，反流峰值压差为53 mmHg；二尖瓣环组织多普勒s波减低，e'＜a'（图1-1-6，图1-1-7）。

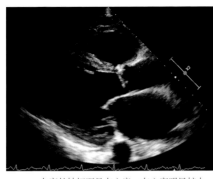

左室长轴切面见左心房、左心室明显扩大,室壁运动减低

图 1-1-1　左心扩大

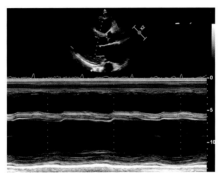

左室长轴切面见左心房、左心室明显扩大,室壁运动减低

图 1-1-2　左室壁运动减低

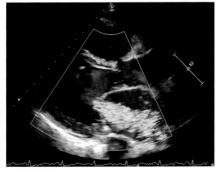

CDFI 显示二尖瓣左心房侧有大量反流信号

图 1-1-3　二尖瓣反流

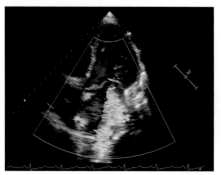

四腔心切面 CDFI 显示二尖瓣左心房侧有大量反流信号

图 1-1-4　二尖瓣反流

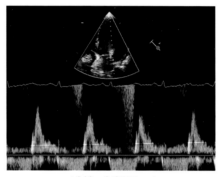

二尖瓣口血流 E/A > 2

图 1-1-5　舒张功能减低

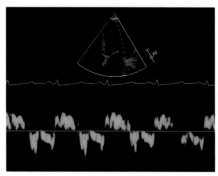

二尖瓣环组织多普勒 e' < a'

图 1-1-6　舒张功能减低

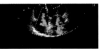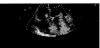

主动脉根部 30 mm	室间隔	厚度 7.8 mm	左心收缩功能		左心舒张功能	
升主动脉内径 mm		运动幅度 4.0 mm	射血分数 35%		E 波最大流速 124 cm/s	
二尖瓣 瓣口面积 cm²		与左室后壁运动	缩短分数 17%		A 波最大流速 37 cm/s	
瓣环径 mm	左室	舒末内径 62 mm	E/A			
压力减半时间		收末内径 51 mm	主动脉最大流速 84 cm/s			
肺动脉 主干径 25 mm		后壁厚度 7.8 mm	左室流出道流速 cm/s		肺动脉最大流速 61 cm/s	
右肺动脉径 mm		后壁运动幅度 6.0 mm	压力阶差			
左肺动脉径 mm	右室	前后径 28 mm	收缩期		舒张期	
左房 47 mm × 57 mm × 65 mm		流出道 34 mm	取样部位 流速 cm/s		取样部位 流速 cm/s	
右房 51 mm × 61 mm		前壁厚度	压差 mmHg		压差 mmHg	

超声描述:
1. 全心扩大,左心为著。
2. 左室壁厚度正常,运动幅度普遍低。
3. 二尖瓣瓣尖增厚、挛缩,对合有裂隙,余瓣膜形态结构未见异常,M 型:二尖瓣前叶开放幅度减低,EPSS 增宽,约为 19.0 mm;CDFI:收缩期二尖瓣侧见大量反流信号,反流面积 19.0 cm²,收缩期三尖瓣房侧见大量反流信号,反流面积 14.6 cm²,TRVmax 366 cm/s,PG 为 5.3 mmHg,TI 法估测 SPAP 为 63 mmHg。舒张期主动脉瓣下见微量反流信号。PW 测:舒张期二尖瓣口血流速度 A 峰 > E 峰。
4. 主动脉、肺动脉未见异常。

超声提示:
左室壁运动普遍减低,左心功能明显减低(病因请结合临床);
全心扩大,以左心为著;
二尖瓣反流(重度);
三尖瓣反流(中－重度);
肺动脉高压(中度)。

图 1-1-7 超声心动图报告单

【超声心动图提示】

- 左心明显扩大,室壁运动普遍减低,左心功能减低;
- 二尖瓣反流(重度);
- 三尖瓣反流(中－重度);
- 肺动脉高压(中度);
- 结合临床考虑为扩张型心肌病。

【鉴别诊断】

冠状动脉粥样硬化性心脏病:又称缺血性心脏病,以下简称冠心病。本例患者突出症状为间断性后背痛,与活动有关,符合冠心病的特点。但是患者行冠状动脉 CTA 检查未见明显异常,可基本排除冠心病。

【最终诊断】

扩张型心肌病。

【分析讨论】

- 超声心动图特征：本例患者临床已明确诊断，且经过长期随访，超声表现为心脏扩大，以左心扩大为主，左心的收缩和舒张功能减低，伴有房室瓣的明显反流和右心压力的增加。

- 心功能的评估：重点对心脏功能进行评估，包括收缩和舒张功能。患者心脏的收缩功能减低，表现为左心室扩大，室壁运动减低，EF 减低，二尖瓣环组织多普勒 s 波减低；舒张功能表现为限制型充盈障碍，E/A > 2，二尖瓣环组织多普勒 e' < a' 等。心脏舒张功能的评估还有很多指标，如左心房容积、E/e'、E 峰下降时间（DT）、等容舒张时间、肺静脉血流等。

- 与冠心病的鉴别：本病症状与冠心病症状相似，重点观察有无节段性室壁运动异常。鉴别困难时，需结合临床和其他影像学检查。

【病例启示】

- 注重心功能的分析评估。
- 结合临床和其他影像学检查与冠心病相鉴别。

作者：杨娅，蒲利红，潘宇帆
单位：首都医科大学附属北京安贞医院超声心动图一部

病例 2
扩张型心肌病：儿童时期的典型表现

【病史、体征及相关检查】

患者，男性，11 岁。

主诉： 全身水肿、乏力、食欲不振 1 月余。

现病史： 患者 1 个多月前出现全身水肿、乏力、食欲不振，伴尿量减少，日常活动重度受限。于当地医院就诊，发现心脏扩大，左心室运动减弱，EF 为 58%，心力衰竭定量标志物 B 型钠尿肽（B-type natriuretic peptide，BNP）为 3060 pg/mL，诊断为"全心增大，心肌致密化不全，心功能不全，心功能Ⅳ级；房性心动过速，室性期前收缩；肝损伤"，给予人免疫球蛋白及激素治疗、地高辛强心、氢氯噻嗪及螺内酯利尿、氯化钾补钾、卡托普利改善心室重塑等治疗，患者水肿症状较前好转，患者家属要求转入我院进一步治疗。

既往史： 既往体健，否认结核、肝炎等传染病病史，无手术史及输血史，无药食过敏史，正规预防接种，否认家族遗传病病史，无疫区居住史。

体格检查： 体温 36.8 ℃，脉搏 78 次／分，呼吸 20 次／分，血压 96/54 mmHg。神清，精神反应好。心尖冲动弥散，心前区无隆起，心浊音界扩大，心律齐，心音低钝，各瓣膜区未及杂音。肝肋下 2 cm，质韧，边锐，脾未触及，双下肢轻度凹陷性水肿，四肢末梢温度可。

辅助检查

➢ 心电图：窦性心动过速，心电轴正常，肢体导联低电压，ST 段改变（图 1-2-1）。

➢ 胸部 X 线：胸廓对称，气管居中，双肺纹理增多，心影明显增大，心胸比约为 0.6。

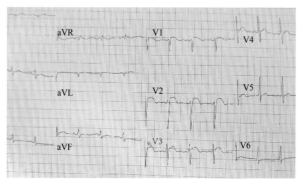

窦性心动过速，心电轴正常，肢体导联低电压，ST段改变

图 1-2-1　心电图

【超声心动图】

- 胸骨旁左室长轴切面：左心明显增大，左心室舒张末期内径（LVDD）为 58 mm，室壁运动普遍减低（图 1-2-2）；M 型超声：左心室收缩功能减低，EF 仅为 26.5%（图 1-2-3）。
- 左室短轴切面：左心室收缩幅度普遍减低（图 1-2-4）。
- 心尖四腔心切面：全心增大，左心室侧壁及室间隔运动幅度减低（图 1-2-5）；CDFI：二、三尖瓣有少量反流信号（图 1-2-6）；连续波多普勒（continuous wave Doppler，CW）：三尖瓣反流峰值速度为 377 cm/s，峰值压差为 57 mmHg（图 1-2-7）。

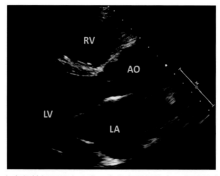

左室长轴切面见左心房、左心室明显扩大，室壁运动减低。AO：主动脉；
LA：左心房；RV：右心室；LV：左心室

图 1-2-2　左心扩大

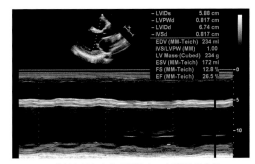

M 型超声见左心室明显扩大，室壁运动减低

图 1-2-3　左心室扩大

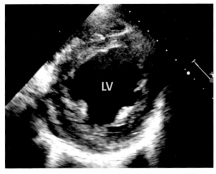

心室短轴切面见左心室扩大

图 1-2-4　左心室扩大

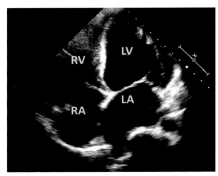

心尖四腔心切面以左心扩大为主。RA：右心房

图 1-2-5　全心扩大

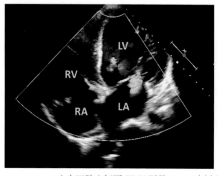

心尖四腔心切面 CDFI 可见二、三尖瓣少量反流

图 1-2-6　房室瓣反流

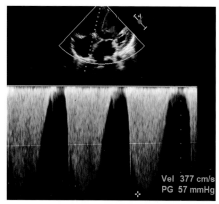

三尖瓣反流速度提示肺动脉高压

图 1-2-7　三尖瓣反流频谱

【超声心动图提示】

- 全心扩大，左室壁运动普遍减低；
- 左心室收缩功能减低；
- 二、三尖瓣少量反流；
- 结合临床考虑为扩张型心肌病。

【鉴别诊断】

- 左室心肌致密化不全：为一种罕见的先天性心脏病，有家族发病倾向。临床主要表现为反复心功能不全，心界扩大；X 线检查可见心影增大；心电图表现无特异性；心脏超声表现为左心

室内可见多发及过度隆起的肌小梁和深陷其中的隐窝，以心尖部最为典型和明显，致密心肌变薄，非致密心肌与致密心肌的厚度比 > 2。该患者心脏超声提示"全心扩大，无左室心肌致密化不全"，与该病不相符。

- 心内膜弹力纤维增生症：本病婴儿多见，心电图多可见左心室高压；X 线提示心影增大；心脏超声表现为左心增大，以左心室为著，典型表现为左心室球形扩大，左室短轴切面显示心内膜明显增厚，以心内膜厚度 > 3 mm 作为诊断依据。该患者心内膜也增厚，但以非致密心肌为主，与该病不相符。

【最终诊断】

- 扩张型心肌病；
- 全心扩大；
- 左心室收缩功能减低；
- 二、三尖瓣少量反流。

【分析讨论】

- 扩张型心肌病：是一类主要表现为左心室、右心室或双心室扩大和收缩功能异常的心肌病，发病率为 0.04%。目前主要分为三类：第一类为特发性；第二类为家族遗传性或基因变异，占 35%；第三类主要为继发性，如病毒性、酒精性或药物毒性、代谢或内分泌紊乱等导致的心肌病。在儿童最常见的原因是基因变异、心肌炎和出生后代谢异常。扩张型心肌病可导致左心室收缩功能降低、进行性心力衰竭、各种心律失常、血栓形成及猝死等。

- 易误诊为"左室心肌致密化不全"：该病可能与左室心肌致密化不全相混淆，但左室心肌致密化不全多表现为左心室可见。但有时扩张型心肌病或者不明原因导致的心脏扩大、心力衰竭患者也可出现增多及增粗的肌小梁。

- 超声心动图的重要性：主要以超声心动图作为诊断依据，临床常用 LVDD、EF 或短轴缩短率作为诊断标准。

- 超声心动图的漏诊：在扩张型心肌病的早期，在超声心动图上仅表现为心脏扩大、收缩功能下降，这时往往无法作出明确诊断，仅提示临床医师需结合临床表现和其他检查结果，进一步明确心脏扩大和心功能下降的原因。

- 遗传性：该病也有一定的遗传倾向，到目前为止已经找到了 26 个染色体位点与该病相关，且有 22 个致病基因。该病也具有明显的家族性发病迹象。

【经验教训】

- 心电图异常：扩张型心脏病常见的心电图异常包括室性期前收缩、传导阻滞、房性期前收缩、心房扑动、心房颤动等。
- 超声心动图的重要性：超声心动图作为临床诊断扩张型心肌病常规进行的一项检查，能够明确心脏大小、心功能状态、瓣膜情况等，为临床明确诊断提供了思路，并且可以在随诊过程中动态观察患者的病情变化。

【病例启示】

- 超声心动图是诊断扩张型心肌病的重要方法，可作出初步诊断，结合患者病史、心电图、胸部 X 线等相关辅助检查可提示该病，为临床进一步明确诊断提供参考。
- 儿童期扩张型心肌病需要注意与其他导致心脏扩大的疾病相鉴别。

作者：包敏，郑春华
单位：首都儿科研究所附属儿童医院

病例 3
扩张型心肌病：超声心功能评估及核医学分析

【病史、体征及相关检查】

患者，男性，30 岁。

主诉： 反复活动后气促 6 年，诊断为"扩张型心肌病"，并治疗 1 年。

主病史： 患者于 2010 年在无明显诱因的情况下出现活动后气促，爬 2 层楼后或平地步行约 300 m 后即觉气促，夜间尚可平卧，伴心前区憋闷，范围约 2 个巴掌大小，与体位、饮食、呼吸无关，偶有咳嗽，无明显咳痰，无发热、胸痛、尿少、下肢浮肿、黑蒙、晕厥，无粉红色泡沫样痰，休息 10 分钟后可改善。2016 年症状加重，于当地医院就诊，CDFI 提示"左心扩大，左心房内径（LAD）为 4.78 cm，LVDD 为 6.92 cm；左心室普遍性运动减低，左心室射血分数（LVEF）重度减低，为 24.33%；右心室增大，右心室横径为 4.60 cm；二尖瓣轻度反流"，转入我院治疗后好转出院，今来门诊随访。

既往史： 无特殊，出生在吉林省，2009 年至今长期居住于我国福建省，无吸烟、饮酒史。

家族史： 父母健在，其父有冠心病，行"冠状动脉介入治疗（具体不详）"，无家族遗传病病史。

体格检查： 体温 36.3 ℃，脉搏 90 次 / 分，呼吸 19 次 / 分，血压 88/64 mmHg。双肺呼吸音清，未闻及干湿性啰音。心界向左扩大，偶可闻及期前收缩，S1 低钝，各瓣膜听诊区未闻及杂音。

辅助检查

➤ 实验室检查：于福建医科大学附属第一医院检查，2016-09-09：BNP 为 4480 pg/mL。2016-09-11：肌酸激酶同工酶（CK-MB）、血清肌钙蛋白 cTnT、C- 反应蛋白（CRP）、降钙素原（PCT）、红细胞沉降率（ESR）、白细胞（WBC）、红细胞（RBC）、血红蛋白含量、淋巴细胞及中性粒细胞百分比正常，呼吸道合胞病毒、腺病毒、甲型流感病毒、乙型流感病毒、副流感病毒、肺炎支原体、肺炎衣原体、嗜肺军团菌-IgM 抗体阴性，抗核抗体谱（RNP、Sm、SSA、Ro-52、SSB、Scl-70、Jo-1、CENP-B、抗核小体抗体、抗组蛋白抗体、抗核糖体 P 蛋白抗体）、CANCA、PANCA、ANA、MPO、PR3、抗链球菌溶血素 O、补体 C3、补体 C4、类风湿因子（RF）、IgE、IgG、IgA、IgM 阴性。

➢ 心电图：于福建医科大学附属第一医院检查，2016-09-09 心电图显示频发室性期前收缩，左心室高电压，多导联 ST-T 非特异性改变（图 1-3-1）。

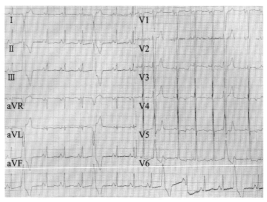

频发室性期前收缩，左心室高电压，多导联 ST-T 非特异性改变

图 1-3-1　心电图

➢ 心血池显像：左室壁运动明显减弱，振幅图显示左室心肌振幅不均匀减低，相位图显示色阶增多，相位直方图心室峰底明显增宽。心功能参数：EF 为 17%，相角程为 123°，PER 为 0.71，EDC/SPFR 为 0.76。检查提示：①左心室收缩和舒张功能明显减低；②左心室收缩不协调（图 1-3-2）。

【超声心动图】

■ 胸骨旁左室长轴切面：左心室扩大（LAD 为 3.31 cm，LVDD 为 6.23 cm），室间隔略向右室侧膨突，左心室后壁略向后突，左心室略呈球形；通常左室壁运动弥漫性减低，也可能存在局限性室壁运动异常（本例以左室后壁运动减低为著），室壁厚度

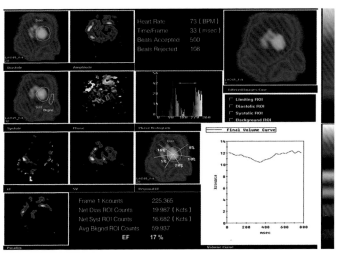

左心室收缩和舒张功能明显减低，左心室收缩不协调

图 1-3-2 心血池显像

可正常（如本例）、升高或降低，二尖瓣运动幅度减低，与扩大的左室腔形成"大心腔，小开口"的改变（图 1-3-3）。M型超声：左室腔明显增大，左室收缩功能减低（图 1-3-4）；二尖瓣前、后叶开放幅度变小，但前、后叶仍为镜像运动，呈"钻石"样改变；由于左心室扩张和二尖瓣血流速度降低而导致的二尖瓣叶运动减低，使 EPSS 明显增大；前叶 A-C 段出现 B 平台，C-D 段平直，说明左心室舒张末压增加（图 1-3-5）；主动脉根部前后运动幅度及瓣膜开放幅度减小（图 1-3-6）。

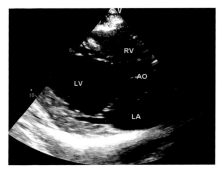

胸骨旁左室长轴切面见左心房、左心室扩大

图 1-3-3 左心扩大

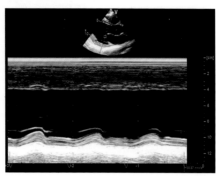

左心室腱索水平 M 型超声显示左室腔明显增大，左室收缩功能减低

图 1-3-4　左心室扩大

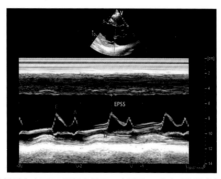

二尖瓣瓣尖水平 M 型超声显示二尖瓣前、后叶开放幅度变小，

呈"钻石"样改变，EPSS 明显增大

图 1-3-5　EPSS 增大

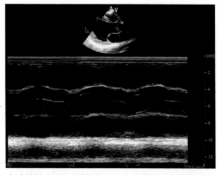

主动脉瓣水平 M 型超声显示主动脉瓣开放幅度减小

图 1-3-6　主动脉瓣开放幅度减小

- 基底段左室短轴切面：左心室增大，室壁运动弥漫性减低，室壁厚度尚正常，二尖瓣运动幅度减低（图 1-3-7）。
- 乳头肌水平左室短轴切面：左室腔增大，室壁运动减弱（图 1-3-8）。
- 心尖四腔心切面：左心室增大，右心未见明显增大，右心房内径（RAD）为 3.35 cm，右心室内径（RVD）为 3.10 cm；左心室略呈球形，室间隔向右室侧膨突（图 1-3-9）。CDFI：二、三尖瓣口血流色彩暗淡；二尖瓣见少量反流信号，反流束较局限；二尖瓣口血流频谱 E/A > 1（图 1-3-10），E 峰减速时间正常，但二尖瓣环组织多普勒 Ea/Aa < 1（图 1-3-11）。
- 心尖五腔心切面：频谱多普勒显示主动脉瓣口血流峰值流速减低（图 1-3-12）。

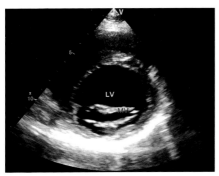

基底段左室短轴切面显示左心室扩大，室壁运动弥漫性减低，室壁厚度尚正常，二尖瓣运动幅度减低。MV：二尖瓣

图 1-3-7　左心室扩大

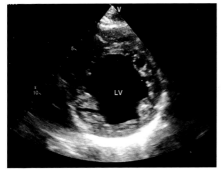

乳头肌水平左室短轴切面显示左心室增大

图 1-3-8　左心室增大

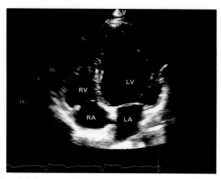

心尖四腔心切面显示左心室、左心房增大，左心室略呈球形，
室间隔向右心室侧膨突

图 1-3-9　左心扩大

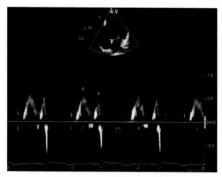

二尖瓣口血流频谱呈"假性正常化"的频谱形态，E/A > 1

图 1-3-10　二尖瓣口血流频谱

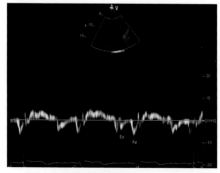

二尖瓣环组织多普勒 Ea/Aa < 1

图 1-3-11　二尖瓣环侧壁组织多普勒

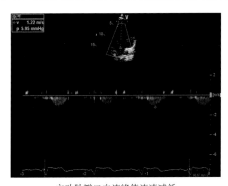

主动脉瓣口血流峰值流速减低

图 1-3-12　主动脉瓣口频谱多普勒

- 心尖双平面 Simpson 法测量：左心室容积增加，LVEF 明显减低，为 30%（图 1-3-13）。
- 斑点追踪室壁纵向应变：各室壁纵向应变均不同程度减低，以前 - 外侧 - 后壁基底段为著（图 1-3-14 ～图 1-3-17）。
- 综合以上超声心动图检查：左室腔增大，各室壁运动幅度明显减低；房室瓣开放幅度小，EPSS 增大，呈"大心腔，小开口"表现；二尖瓣频谱 E 峰、A 峰呈"假性正常化"，二尖瓣口少量反流；左心收缩功能明显减低，左心室容积增加。结合患者病史及 2016 年超声心动图检查，提示"扩张型心肌病"。

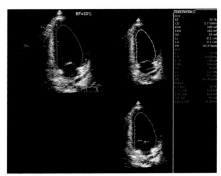

左心室容积增加，而 LVEF 明显减低

图 1-3-13　心尖双平面 Simpson 法

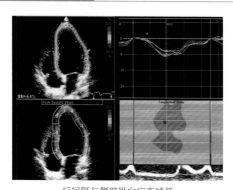

后间隔与侧壁纵向应变减低

图 1-3-14 斑点追踪室壁纵向应变

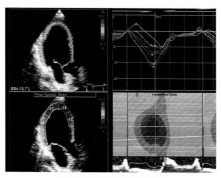

前间隔与后壁纵向应变减低

图 1-3-15 斑点追踪室壁纵向应变

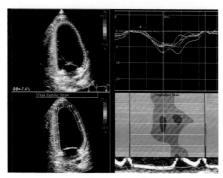

前壁与下壁纵向应变减低

图 1-3-16 斑点追踪室壁纵向应变

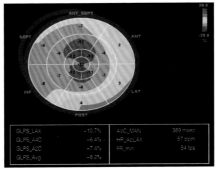

各室壁纵向应变均不同程度减低，以前－外侧－后壁基底段为著

图 1-3-17　斑点追踪室壁纵向应变牛眼图

【超声心动图提示】

- 扩张型心肌病；
- 左室壁普遍性运动减低，左心室收缩及舒张功能减低。

【鉴别诊断】

- 缺血性心肌病：指心肌供血长期不足，致心肌组织发生营养障碍和萎缩，纤维组织增生。其临床特点是心脏逐渐扩大、心律失常和心力衰竭。缺血性心肌病常有明确的心绞痛和心肌梗死病史。心脏扩大的形状改变常不对称，表现为左心室前后径、长径的改变较左右径改变小。室壁运动呈明显的节段性运动障碍为主，其节段分布与病灶血管的供血范围常一致，可表现为僵硬、扭曲，甚至出现室壁瘤。急性梗死区室壁回声一般减低，陈旧性梗死区回声水平较高且不均匀。EPSS 可正常或轻度增高，但不如扩张型心肌病显著。这两种疾病可通过选择性冠状动脉造影鉴别，缺血性心肌病会表现为冠状动脉的不同程度狭窄。本例患者较年轻，既往无心绞痛病史，入院后查心肌酶及肌钙蛋白等指标正常；左心显著扩大，左室壁普遍性运动减弱，以部分节段为著，但不与冠状动脉分支的走行分布区重合，且室壁回声均匀，无明显增高或减低，同时 EPSS 显著增大。由于患者及其家属出于经济和安全的考虑，拒绝进行选择性冠状动脉造影，故仍需考虑本病。
- 急性重症心肌炎：指心肌局限性或弥漫性的急慢性炎症病变，

可累及心肌细胞、间质组织、血管成分和／或心包，有发热、头痛、咽痛、流涕、腹泻等前驱症状，继而出现各种心脏症状，如心悸、胸闷、气促、乏力、心律失常等。实验室检查可见血清肌钙蛋白升高、CK-MB 增高、ESR 加快、CRP 增高、特异性病毒抗体阳性（如柯萨奇 B 组病毒中和抗体或流感病毒血凝抑制抗体等）等。心电图常见 ST-T 改变（如 ST 段水平或下斜型下移）及各种类型的心律失常，尤其是室性心律失常和房室传导阻滞等，严重心肌损害时可见病理性 Q 波。较严重的心肌炎可见心腔扩大，左、右心均可受累，以左心扩大多见，且心肌炎的心脏扩大是可逆的。动态随访过程中可观察到心腔逐渐缩小，甚至恢复至正常。发生心肌炎时心肌间质水肿可致心肌增厚，以室间隔及左心室后壁增厚常见，且可在数月后随炎症减轻和消退而逐渐恢复正常。早期心肌回声以减低为主，亚急性期心肌回声不均匀或弥漫性增强，同时常合并心内膜回声的不均匀性增强或强回声密集斑点形成"串珠"样改变，以室间隔左心室面或下壁为著。二尖瓣可发生回声增强，弹性减弱；M 型超声亦可见左心室呈"大心腔，小开口"，EPSS 增大。与其他心肌病不同的是，心肌炎患者左心室收缩功能减低晚于舒张功能减低。另外，本病急性期可有不同程度的心包积液。本例患者发病前无发热等感染症状，实验室检查指标正常，多种病毒抗体检查呈阴性，初诊时超声心动图检查未见心肌回声改变及心包积液，故诊断时暂不考虑本病，治疗 1 年后随访时心腔虽较前次检查缩小，但仍明显增大，且心功能减低持续存在，故更加支持扩张型心肌病的诊断。

【最终诊断】

扩张型心肌病。

【分析讨论】

- 扩张型心肌病：是一种异质性心肌病，以左心室扩大和心肌收缩功能降低为特征，诊断时需除外高血压、心脏瓣膜病、先天性心脏病或冠心病等。其临床表现为心脏逐渐扩大、心室收缩功能降低、心力衰竭、室性和室上性心律失常、传导系统异常、血栓栓塞及猝死。

- 扩张型心肌病的临床诊断标准：具有心室扩大和心肌收缩功

能降低的客观证据，主要为：①成年女性 LVDD > 5.0 cm，成年男性 LVDD > 5.5 cm（或大于年龄和体表面积预测值的 117%，以及预测值的 2 倍 SD+5%）；② LVEF < 45%（双平面 Simpson 法），左室短轴缩短率（LVFS）< 25%；③发病时除外高血压、心脏瓣膜病、先天性心脏病或冠心病。

■ 扩张型心肌病的病因分类

➢ 原发性：约 60% 的家族性扩张型心肌病患者显示与扩张型心肌病相关的 60 个基因之一的遗传学改变，其主要方式为常染色体遗传。符合扩张型心肌病临床诊断标准，并具备下列家族史之一者即可诊断：①一个家系中（包括先证者在内）有 ≥ 2 例扩张型心肌病患者；②在扩张型心肌病患者的一级亲属中有尸检证实为扩张型心肌病，或有原因不明的 50 岁以下猝死者。家族性扩张型心肌病患者中抗心肌抗体（anti-heart antibodies，AHA）的阳性检出率为 60%，推荐常规检测 AHA（I 类推荐）。

➢ 获得性：家族性扩张型心肌病还有获得性，指遗传易感性与环境因素共同作用引起的扩张型心肌病。有以下几种常见类型。

(1) 免疫性扩张型心肌病：符合扩张型心肌病临床诊断标准，血清免疫标志物 AHA 检测为阳性，或具有以下三项中的一项证据：①存在经心肌活检证实有炎症浸润的心肌病病史；②存在心肌炎自然演变为心肌病的病史；③肠道病毒 RNA 持续表达。

(2) 酒精性心肌病：符合扩张型心肌病临床诊断标准，长期大量饮酒（WHO 标准：女性 > 40 g/d，男性 > 80 g/d，饮酒时间 > 5 年），既往无其他心脏病病史，患者早期发现并戒酒 6 个月后扩张型心肌病的临床症状得到缓解。

(3) 围生期心肌病：符合扩张型心肌病临床诊断标准，多发生于妊娠期的最后 1 个月或产后 5 个月内。其中 46% ～ 60% 的围生期心肌病患者 AHA 检测阳性。

(4) 心动过速性心肌病：符合扩张型心肌病临床诊断标准，具有发作时间 ≥ 每日总时间的 12% ～ 15% 的持续性心动过速，心室率多 > 160 bpm。

➢ 特发性：原因不明，需排除全身性疾病，据文献报道约占扩张型心肌病的 50%，41% ～ 85% 的患者中 AHA 检测为阳性。

> 继发性：指全身系统性疾病累及心肌，心肌病变仅是系统性疾病的一部分。常见类型包括：①自身免疫性心肌病：符合扩张型心肌病临床诊断标准，具有系统性红斑狼疮、胶原血管病或白塞综合征等证据；②代谢内分泌性和营养性疾病激发的心肌病：符合扩张型心肌病临床诊断标准，具有嗜铬细胞瘤、甲状腺疾病、卡尼汀代谢紊乱或微量元素（如硒）缺乏导致心肌病等证据；③其他器官疾病并发心肌病，如尿毒症性心肌病、贫血性心肌病或淋巴瘤浸润性心肌病等，符合扩张型心肌病临床诊断标准。

■ 扩张型心肌病的影像学检查

> 超声心动图（Ⅰ类推荐）主要表现：①心脏扩大：早期左心室扩大，后期各心腔均有扩大，常合并有二尖瓣和三尖瓣反流、肺动脉高压；②左室壁运动减弱：绝大多数左室壁运动弥漫性减弱，室壁相对变薄，可合并右室壁运动减弱；③左心室收缩功能下降：LVEF < 45%，LVFS < 25%，合并有右心室收缩功能下降时，三尖瓣环收缩期位移（TAPSE）< 1.7 cm，右心室面积变化分数（FAC）< 35%；④其他：附壁血栓多发生在左室心尖部。

> 心脏磁共振（magnetic resonance imaging，MRI）（Ⅰ类推荐）：心脏 MRI 平扫与延迟增强成像技术（late gadolinium-enhancement，LGE）不仅可以准确检测扩张型心肌病的心肌功能，而且能清晰识别心肌组织学特征（包括心脏结构、心肌纤维化瘢痕、心肌活性等），是诊断和鉴别心肌疾病的重要检测手段。LGE+T1 mapping（定性）+ECV（定量）技术在识别心肌间质散在纤维化和心肌纤维化定量方面更具优势，对扩张型心肌病风险的评估及预后的判断具有重要价值。

> 胸部 X 线（Ⅰ类推荐）：心影向左侧或双侧扩大，心胸比 > 0.5，常伴有肺淤血、肺水肿、肺动脉高压或胸腔积液等表现。

> 心电图（Ⅰ类推荐）：可见多种心电异常（如各类期前收缩、心房颤动、传导阻滞及室性心动过速等），还有 ST-T 改变、低电压、R 波递增不良，少数可见病理性 Q 波，多系心肌广泛纤维化所致，但需要与心肌梗死相鉴别。

> 冠状动脉造影（Ⅰ类推荐）：主要用于排除缺血性心肌病。

> 心脏放射性核素扫描：可见舒张末期和收缩末期左心室

容积增大，LVEF 降低。运动或药物负荷心肌显像可用于排除冠状动脉疾病引起的缺血性心肌病。

➢ 心内膜心肌活检：有助于心肌病的病因诊断和鉴别诊断。

【病例启示】

- 扩张型心肌病临床表现多为心腔扩大、心力衰竭、室性和室上性心律失常、传导系统异常、血栓栓塞及猝死等，缺乏特异性，诊断时需要与缺血性心肌病、心脏瓣膜病和先天性心脏病等疾病相鉴别。

- 扩张型心肌病的病因多种多样，因此，在诊断扩张型心肌病时应结合临床病史、实验室检查、病毒学检查、免疫学检查等。《中国扩张型心肌病诊断和治疗指南》对扩张型心肌病临床诊断标准中的 LVDD 及 LVEF（双平面 Simpson 法）作出了明确界定，因此，超声心动图作为无创、简便的检查方法获得了 I 类推荐，在疾病的诊断和随访中起着重要作用。

作者：曲泡晨，杨娅

单位：福建医科大学附属第一医院，首都医科大学附属
      北京安贞医院超声心动图一部

病例 4
扩张型心肌病：右心起搏合并左心室血栓

【病史、体征及相关检查】

患者，男性，62 岁。

主诉：反复心悸、胸闷、气促 20 余年，晕厥、安装心脏起搏器 10 余年。

现病史：患者于 2000 年出现心悸、胸闷、气促，同时伴双下肢水肿。2010 年发生晕厥，冠状动脉造影检查"无异常"。临床诊断为"扩张型心肌病"，并安装起搏器。服用 β 受体阻滞剂及强心剂。多次超声心动图检查提示"全心扩大，心功能减低"，冠状动脉 CTA 检查"未见明显异常"。现进行随访复诊。

既往史：无特殊。

体格检查：体温 36.5 ℃，脉搏 76 次 / 分，呼吸 28 次 / 分，血压 100/60 mmHg，心率 80 次 / 分。心界扩大，心尖部可闻及 Ⅲ 级收缩期杂音。

【超声心动图】

- 胸骨旁左室长轴切面：左心房、左心室明显扩大，LVDD 为 74 mm，室壁运动普遍减低，二尖瓣开口相对较小（图 1-4-1）；心室 M 型超声：左心室明显扩大（71 mm），室壁运动普遍减低，EF 减低（28%）（图 1-4-2）；CDFI：二尖瓣左房侧见少 - 中量反流信号（图 1-4-3）。
- 左室短轴切面：左室壁各节段运动普遍减低。左心室中部室间隔处见一中等回声团块，大小为 12 mm×9 mm，随心脏运动而活动，右心室内见起搏器电极强回声（图 1-4-4，图 1-4-5）。
- 心尖四腔心切面：左心扩大，左室壁各节段运动普遍减低，测量 EF 为 30%；左心室中部室间隔处见一中等回声团块，随心脏运动而活动，似有一蒂连于室间隔（图 1-4-6）；右心室内见起搏器电极强回声（图 1-4-7）；二尖瓣左心房侧见中量反流信号，三尖瓣见大量反流信号（图 1-4-8，图 1-4-9）。

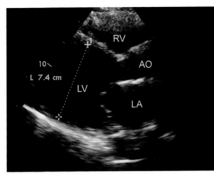

左室长轴切面见左心房、左心室明显扩大，室壁运动减低

图 1-4-1 左心扩大

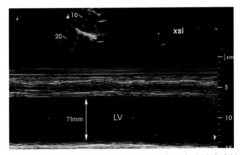

左室长轴切面见左心房、左心室明显扩大，室壁运动减低

图 1-4-2 左室壁运动减低

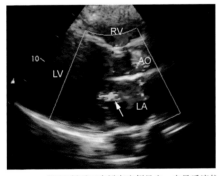

CDFI 显示二尖瓣左房侧见少 - 中量反流信号（箭头）

图 1-4-3 二尖瓣反流

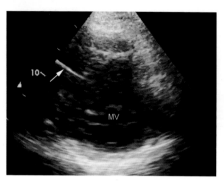

左室壁各节段运动普遍减低，右心室内见起搏器电极强回声（箭头）

图 1-4-4　右心室起搏器电极

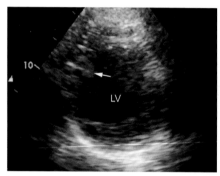

左室壁各节段运动普遍减低，左心室中部室间隔处见一中等回声团块（箭头），
随心脏运动而活动

图 1-4-5　左心室团块

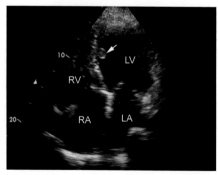

左室壁各节段运动普遍减低，左心室中部室间隔处见一中等回声团块（箭头），
随心脏运动而活动

图 1-4-6　左心室团块

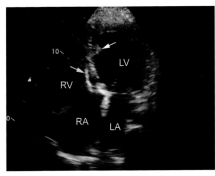

右心室内见起搏器电极强回声（黄箭头），左心室中部室间隔处见一中等回声团块，随心脏运动而活动，似有一蒂连于室间隔（白箭头）

图 1-4-7 右心室起搏器电极及左心室团块

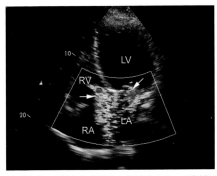

CDFI 显示二尖瓣左心房侧见中量反流信号，三尖瓣见大量反流信号（箭头）

图 1-4-8 二、三尖瓣反流

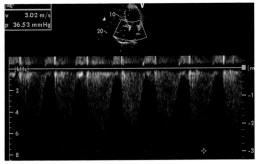

图 1-4-9 三尖瓣反流频谱

【超声心动图提示】

- 左心明显扩大，室壁运动普遍减低，左心功能减低；
- 左心室血栓形成；
- 二尖瓣反流（中度），三尖瓣反流（重度）；
- 肺动脉压增高；
- 左心室收缩功能减低；
- 右心室起搏器电极位置正常；
- 结合临床考虑为扩张型心肌病。

【鉴别诊断】

- 冠心病：本例患者突出症状表现为间断性后背痛，与活动有关，符合冠心病的特点。但是患者行冠状动脉 CTA 检查未见明显异常，可基本排除冠心病。
- 左心室黏液瘤：黏液瘤多有蒂附着，瘤体有活动度。本例患者左心室内团块状回声表现与黏液瘤极为相似，但左心室血栓多有原发疾病，如心肌梗死、扩张型心肌病等。由于本例是扩张型心肌病，收缩功能减低，左心室内的团块考虑为血栓。

【最终诊断】

- 扩张型心肌病；
- 左心室血栓形成。

【分析讨论】

- 扩张型心肌病的超声特征及并发症：扩张型心肌病主要表现为心脏扩大，以左心扩大为主，左心收缩和舒张功能减低，伴有房室瓣的明显反流和右心压力的增加。由于左心室扩大，收缩功能减低，左心室血流淤滞，易形成血栓，其他并发症为房室瓣反流。二尖瓣反流主要是由于左心室发生重构，形状由椭圆形变为类球形，左室心肌向后外侧膨出，牵拉二尖瓣瓣环扩大、扁平，瓣环的收缩、折叠功能减弱，引起功能性二尖瓣反流。三尖瓣反流是右心室扩张、右心室功能障碍或肺高血压的标志。当三尖瓣反流峰值速度 > 2.5 m/s 时，患者死亡率、住院率及心力衰竭的发生率增高。严重的心力衰竭、心律失常可导致晕厥，甚至猝死。

- 扩张型心肌病的治疗：常规治疗包括强心、利尿及 β 受体阻滞剂等。患者发生晕厥和严重心律失常时可安装起搏器。近年来，心室同步化治疗可用于扩张型心肌病，可以改善心功能。有关同步化的评估，可采用组织多普勒和斑点追踪成像，三维超声心动图可评估心室的同步化，且有重要价值。本例患者因发生过晕厥而安装了右心起搏器。

作者：杨娅，蒲利红，潘宇帆

单位：首都医科大学附属北京安贞医院超声心动图一部

第二章

肥厚型心肌病

病例 1
肥厚型心肌病：室间隔极度增厚的非对称性肥厚型心肌病

【病史、体征及相关检查】

患者，女性，58 岁。

主诉：间断性胸痛 2 年，加重 1 个月。

现病史：患者 2 年来间断胸痛，于劳累后、饱食快步行走时出现，位于胸骨后方，无向咽部放射，呈"压榨"样，休息 10 分钟可缓解。发作时无咳嗽、呼吸困难、咯血，无面色苍白、大汗，无吞咽困难，发作与呼吸、进食、肢体活动无关，无夜间痛，无夜间阵发性呼吸困难，未诊治。1 个月前患者在无诱因的情况下出现胸痛反复发作，活动耐力下降，行走 500 m 时症状发作，平卧时气短。患者自发病以来神志清楚，饮食可，睡眠正常，二便无异常，体力及体重无明显改变。

既往史：既往体健，无高血压、冠心病、糖尿病病史，无肝炎、结核及其他传染病史，无外伤史，无手术史，无药食过敏史，无输血史。

体格检查：体温 36.5 ℃，脉搏 65 次／分，血压 140/80 mmHg，心率 67 次／分。心前区未闻及杂音。

辅助检查：心电图检查提示"左心室肥大"，临床诊断为"冠心病"。

【超声心动图】

■ 胸骨旁左室长轴切面：室间隔明显增厚，以基底部为著，厚度为 31 mm，左心室后壁轻度增厚，为 12 mm，室间隔与后壁厚度比值为 2.5，收缩期左室流出道内径变窄，为 15 mm，左心房扩大（图 2-1-1）；M 型超声：二尖瓣前叶收缩期移向左室流出道（systolic anterior motion，SAM 征）。

■ 心尖四腔心切面：室间隔明显增厚，双心房增大（图 2-1-2，图 2-1-3）；CDFI：收缩期见二尖瓣及三尖瓣房侧少量反流信号（图 2-1-4，图 2-1-5）；脉冲波多普勒（pulsed wave

Doppler，PW）：舒张期二尖瓣口血流频谱速度 A 峰 > E 峰
（图 2-1-6）。

■ 心尖五腔心切面：左室流出道血流速度稍快，峰值速度为
240 cm/s，压差为 23 mmHg（图 2-1-7）。

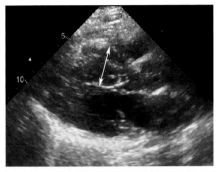

左室长轴切面见室间隔明显增厚，以基底部为著，厚度为 31 mm（双箭头）

图 2-1-1　室间隔明显增厚

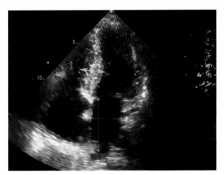

心尖四腔心切面见室间隔显著增厚，双心房增大（双箭头）

图 2-1-2　室间隔明显增厚

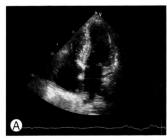
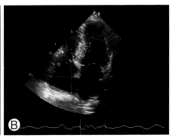

A.四腔心切面：左心房大小；B.四腔心切面：右心房大小

图 2-1-3　双心房扩大

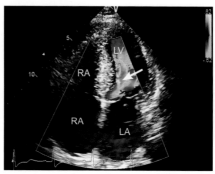

四腔心切面 CDFI 显示左室流出道血流速度加快（箭头）

图 2-1-4　左室流出道血流速度加快

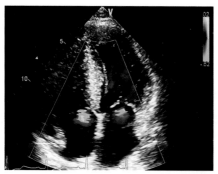

四腔心切面 CDFI 显示二、三尖瓣反流

图 2-1-5　二、三尖瓣反流

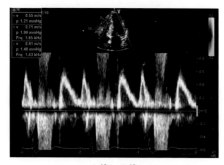

A 峰＞E 峰

图 2-1-6　二尖瓣口血流频谱

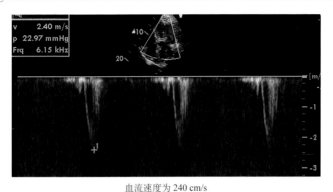

血流速度为 240 cm/s

图 2-1-7　左室流出道血流速度稍快

【超声心动图提示】

- 非对称性肥厚型心肌病；
- 双心房增大；
- 二尖瓣反流（轻度）；
- 三尖瓣反流（轻度）；
- 左心室舒张功能减低。

【鉴别诊断】

患者具有明显的胸痛，活动后加重。需要与导致胸痛相关的疾病相鉴别。

- 急性心肌梗死（心绞痛）：疼痛部位与心绞痛相似，但性质更强烈，持续时间多超过 30 分钟，常伴有心律失常、心力衰竭，含服硝酸甘油多不能缓解；心电图有 ST 段抬高、异常 Q 波，心肌坏死标志物升高。

- 肋间神经痛及肋软骨炎：本病常累及 1～2 个肋间，但并不一定局限在胸前，为刺痛或灼痛，多为持续性而非发作性，咳嗽、用力呼吸和身体转动可使疼痛加剧，肋软骨处和沿神经走行处有压痛，手臂上举活动时局部有牵拉疼痛，与心绞痛不同。

- 心脏神经官能症：本病患者常诉胸痛，但为短暂的刺痛或持久的隐痛，常喜欢吸一大口气或叹息性呼吸，胸痛部位多为左胸心尖部附近，或经常变动，症状多在疲劳后出现，而不在疲劳的情况下，做轻度体力活动反觉舒适，有时可耐受较重的体力活动而不发生胸痛或胸闷，含硝酸甘油无效或在 10 多分钟后才见效，常伴有心悸、疲乏及其他神经衰弱的症状。

【最终诊断】

非对称性肥厚型心肌病。

【分析讨论】

- 超声心动图的特征：本例患者超声图像有特征性表现，可明确诊断。梗阻性肥厚型心肌病的特征表现为心室肌肥厚，典型者在左心室，以室间隔为甚，偶尔可呈向心性肥厚，左室腔容积正常或减小。该患者超声心动图的特征性表现为室间隔明显增厚，基底部最厚处达 31 mm，室间隔与后壁厚度比值为 2.5，非对称性的特征明显。

- 与冠心病的鉴别：本例患者具有明显的胸痛，活动后加重，临床诊断为冠心病。此类患者多有心肌缺血的症状，超声心动图能够作出明确诊断。

- 分型评估的不足：患者左室流出道流速为 182 cm/s，仅稍增快，流出道梗阻的依据不充分，还需要结合激发试验（Valsalva 试验、亚硝酸异戊酯吸入、输入异丙肾上腺素及多巴酚丁胺等）观察左室流出道速度和压差的变化。本例患者结合收缩期左室流出道内径变窄、M 型超声见二尖瓣前叶 SAM 征和明显增厚的室间隔，综合分析该患者存在轻度梗阻。

- 左室流出道梗阻程度的判断：目前尚无左室流出道梗阻程度的判断标准。现结合文献提出判断标准：左室流出道收缩期血流速度 > 200 cm/s，压差 > 16 mmHg，认为流出道存在梗阻；左室流出道压力阶差（LVOT-PG）为 16 ~ 30 mmHg，认为是轻度梗阻；左室流出道收缩期血流速度 > 274 cm/s，LVOT-PG > 30 mmHg，认为存在有血流动力学意义的梗阻；LVOT-PG 为 31 ~ 49 mmHg，认为存在中度梗阻；左室流出道静息或激发试验压差 ≥ 50 mmHg 时，考虑有明显的梗阻，需要进行干预治疗。

【病例启示】

- 超声心动图对大多数肥厚型心肌病可以迅速作出诊断，对心肌肥厚的部位和程度，心功能及血流动力学等均可作出较确切的评价。

■ 超声心动图有助于胸痛病因的鉴别。

作者：杨娅，蒲利红，徐丽媛，潘宇帆

单位：首都医科大学附属北京安贞医院超声心动图一部

病例 2
肥厚型心肌病：对称性合并梗阻

【病史、体征及相关检查】

患者，女性，64 岁。

主诉：间断活动后心悸、胸闷 1 月余。

现病史：1 个月前患者无明显诱因出现活动后胸闷、心悸，休息 50 分钟后可缓解，未诊治。此后症状间断发作，口服速效救心丸缓解不明显。自发病以来，患者精神、食欲、睡眠可，大小便正常，体重未见明显改变。

既往史：高血压 10 年，血压最高为 160/100 mmHg，控制尚可；糖尿病 7 年余，口服二甲双胍、拜糖平治疗；否认结核、肝炎等病史，无输血史，无药食过敏史，预防接种史正规。

家族史：子女健在，否认遗传病病史。

个人史：久居本地，无疫区居住史，无吸烟史，酗酒史。

体格检查：体温 36.5 ℃，脉搏 70 次 / 分，呼吸 20 次 / 分，血压 150/78 mmHg。胸骨左缘下段心尖内侧可闻及收缩中晚期喷射性杂音，向心尖传播，伴收缩期震颤。

辅助检查

➢ 心电图：窦性心律过缓，左心室肥大，Ⅱ、aVL、aVF、V3-V6 导联 ST-T 段异常（图 2-2-1）。

➢ 胸部 X 线：考虑左心受累性疾病（图 2-2-2）。

➢ 冠状动脉造影：冠状动脉未见明显狭窄。

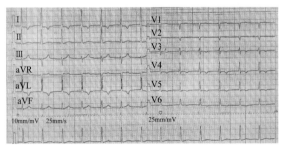

窦性心律过缓，左心室肥大，Ⅱ、aVL、aVF、V3-V6 导联 ST-T 段异常

图 2-2-1　心电图

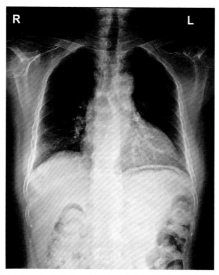

两肺纹理粗乱、模糊，肺淤血，心影大，左心缘圆隆，双侧膈面膈膈角模糊，

考虑左心受累性疾病

图 2-2-2　胸部 X 线

【超声心动图】

- 左室长轴切面：左心房增大，室间隔与左室壁呈对称性增厚，心肌回声呈"斑点"样增强，各室壁运动正常；二尖瓣后叶增厚、钙化，收缩期前叶向左室流出道侧移动，致左室流出道狭窄。CDFI：左室流出道二尖瓣水平可见花彩湍流血流信号（图 2-2-3，图 2-2-4）。左心室 M 型曲线：室间隔与左心室后壁呈对称性增厚，室间隔基底段厚度为 17 mm，左心室后壁厚度为 15 mm，二者比值为 1.13；左心室收缩末期容积明显减小，约为 22 mL，各室壁运动正常，LVEF 为 74%（图 2-2-5）。

- 左室短轴切面：室间隔与左室壁呈对称性增厚，左室心尖收缩期闭塞（图 2-2-6 ～图 2-2-8）。

- 心尖切面：四腔心切面见左心房增大，室间隔与左室壁呈对称性增厚，左室心尖形态收缩期闭塞（图 2-2-9），二尖瓣后叶增厚、钙化、瓣叶活动稍僵硬；CDFI：收缩期二尖瓣可见中量反流信号，反流面积约为 6.1 cm²。二尖瓣频谱及二尖瓣环组织多普勒：E 峰为 78 cm/s，A 峰为 130 cm/s，s'为 5.2 cm/s，e'为 2.8 cm/s，a'为 6.6 cm/s ，E 峰 < A 峰，e'／a' < 1

（图 2-2-10，图 2-2-11）。两腔心切面见室间隔与左室壁呈对称性增厚，左室心尖形态收缩期闭塞（图 2-2-12）。三腔心切面见室间隔与左室壁呈对称性增厚，左室心尖形态收缩期闭塞（图 2-2-13）；CDFI：左室流出道二尖瓣水平可见花彩湍流血流信号（图 2-2-14）。五腔心切面见收缩期二尖瓣前叶向左室流出道侧移动，致左室流出道狭窄，最窄处为 12 mm；CDFI：左室流出道最大瞬时流速及压差明显增大，频谱峰值后移；CW：左室流出道最大流速为 496 cm/s，最大压差为 98 mmHg（图 2-2-15，图 2-2-16）。

- 二维斑点追踪牛眼图：左室长轴应变明显减低，后间隔及左室后侧壁甚至可见反向运动，表明左室壁运动明显不协调（图 2-2-17）。

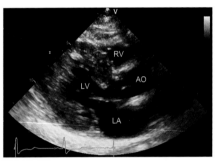

左室长轴切面见室间隔和左心室后壁均匀增厚

图 2-2-3　左室壁对称性肥厚

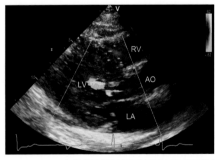

左室长轴切面 CDFI 显示左室流出道血流增快

图 2-2-4　左室流出道血流增快

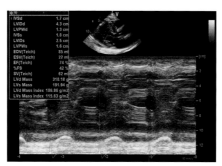

左心室 M 型曲线显示室间隔和左室后壁均匀增厚

图 2-2-5　左室壁对称性肥厚

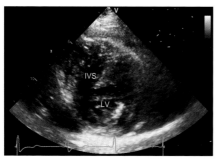

二尖瓣水平左室短轴切面见左室壁均匀增厚。IVS：室间隔

图 2-2-6　左室壁对称性肥厚

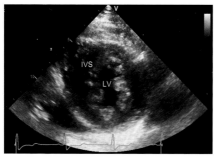

乳头肌水平左室短轴切面见左室壁均匀增厚

图 2-2-7　左室壁对称性肥厚

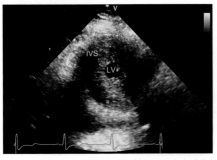

心尖水平左室短轴切面见左室壁均匀增厚

图 2-2-8　左室壁对称性肥厚

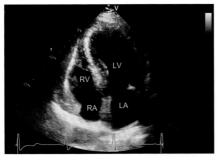

心尖四腔心切面见左室壁均匀增厚

图 2-2-9　左室壁对称性肥厚

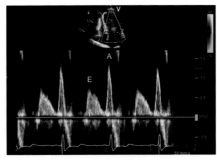

E 峰＜ A 峰

图 2-2-10　二尖瓣频谱

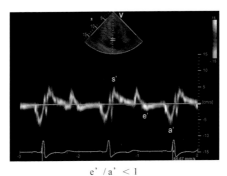

e' / a' < 1

图 2-2-11　二尖瓣环组织多普勒

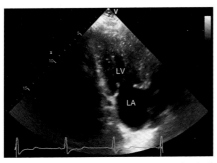

心尖两腔心切面见左室壁均匀增厚

图 2-2-12　左室壁对称性肥厚

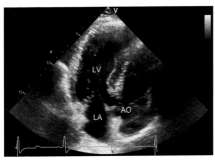

心尖三腔心切面见左室壁均匀增厚

图 2-2-13　左室壁对称性肥厚

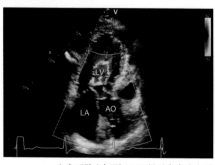

心尖三腔心切面 CDFI 显示左室流出道血流增快

图 2-2-14　左室流出道血流增快

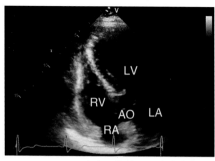

心尖五腔心切面见左室壁均匀增厚

图 2-2-15　左室壁对称性肥厚

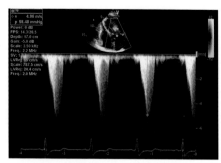

左室流出道频谱显示左室流出道血流增快

图 2-2-16　左室流出道血流增快

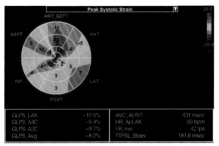

左室长轴应变明显减低，后间隔及左心室后侧壁甚至可见反向运动

图 2-2-17　二维斑点追踪牛眼图

【超声心动图提示】

- 对称性梗阻性肥厚型心肌病；
- 二尖瓣关闭不全（中度）；
- 左心房增大；
- 左心室舒张功能减低。

【外科手术】

全麻下行左室流出道疏通术（Morrow 术）＋二尖瓣机械瓣置换术，手术进行顺利。

【病理】

- 肉眼所见：（二尖瓣组织）两大瓣，瓣叶瓷白增厚，大小分别为 2.5 cm×2 cm×0.5 cm、3 cm×1.5 cm×0.5 cm，腱索 10 余根，增粗融合。
- 镜下所见：瓣膜纤维组织增生，伴"玻璃"样变性及黏液变性。

【术后随访】

- 术后即刻经食管超声心动图：二尖瓣位为人工机械瓣回声，瓣环位置固定，瓣叶活动良好；CDFI：未见异常血流信号；CW：左室流出道流速为 200 cm/s。
- 术后 4 天经食管超声心动图：左心室对称性肥厚，CW：左室流出道流速为 185 cm/s。

【分析讨论】

- 诊断与鉴别：约 90% 的肥厚型心肌病患者表现为左心室非对称性肥厚，肥厚心肌回声不均匀，室间隔中部为明显"颗粒"状强回声构成的亮带，其他可表现为左心室向心性肥厚、左心室后壁肥厚、心尖部肥厚等，临床上对称性肥厚型心肌病相对少见，需与高血压引起的心肌肥厚相鉴别，此类患者高血压病史较长，肥厚心肌为均匀的低回声，肥厚程度相对较轻，室壁厚度一般 ≤ 15 mm，多无左室流出道梗阻或梗阻程度较轻，失代偿期左心腔可增大。心电图显示左心室高电压，经严格血压控制后心肌肥厚可减轻或消退，筛查肥厚型心肌病致病基因有助于鉴别诊断。另外，要与运动员心脏相鉴别，此类患者室壁均匀、心肌轻度肥厚，很少超过 16 mm，左室腔可增大，左心房大小正常，心功能正常，结合病史及家族史有助于与肥厚型心肌病相鉴别。本例患者为老年女性，有高血压及糖尿病病史，但病情一直控制良好，超声表现为肥厚心肌呈较典型的不均匀"颗粒"状增强，且存在重度的左室流出道梗阻，考虑对称性肥厚型心肌病。

- 治疗策略：肥厚型心肌病根据 LVOT-PG 的大小分为梗阻性、隐匿梗阻性和非梗阻性。梗阻性肥厚型心肌病患者心前区可闻及收缩期杂音，杂音的响度及持续时间的长短可随不同条件而变化，听诊发现杂音时，需行超声心动图检查以判断左室流出道梗阻的程度（LVOT-PG ≥ 50 mmHg 时，定义为严重梗阻）。对于有明显左室流出道梗阻，且药物治疗效果不佳的患者，或部分症状较轻但出现中 - 重度二尖瓣关闭不全、心房颤动或左心房明显增大等情况的患者，应考虑外科手术治疗。梗阻性肥厚型心肌病多合并二尖瓣关闭不全，绝大多数不需要实施二尖瓣手术，解除梗阻后二尖瓣反流大部分可消除，对于年龄 ≥ 55 岁的患者，应注意有无合并固有二尖瓣病变、相关的退行性二尖瓣疾病（如瓣膜钙化、腱索冗长或断裂等），可在行心肌切除术的同时修复或行瓣膜置换术。本例患者存在中度二尖瓣关闭不全，包括 SAM 征及瓣膜老年退行性变，故行左室流出道疏通的同时进行了二尖瓣机械瓣置换术，术后病理也证实了二尖瓣瓣膜及腱索的变性。

- 心肌应变：心肌应变参数由二维斑点追踪成像技术分析获得，牛眼图上可直观显示左室壁 17 节段收缩功能。本例患者由于心肌肥厚、心腔小，常规超声 LVEF 甚至高于正常人，但心肌应变牛眼图显示左心室收缩功能明显减低，后间隔及左心室后侧壁甚至可见反向运动，表明左室壁运动明显不协调，可见心肌应变比肉眼及常规超声更敏感，也更直观地显示出肥厚型心肌病患者心肌收缩功能障碍，对临床有重要的指导意义。

作者：蒲利红，崇梅，胡国兵，杨娅
单位：首都医科大学附属北京安贞医院超声心动图一部

病例 3
肥厚型心肌病：激发试验判断隐匿梗阻性心肌病

【病史、体征及相关检查】

患者，女性，67 岁。

主诉：胸闷、心悸 1 年余，加重 3 个月。

现病史：患者于 2018 年在活动、劳累、情绪变化后出现胸闷，表现为胸骨后憋闷不适，伴心悸、气促、乏力、出汗，可放射至左侧肩胛区，并引起不适，每次持续近 1 小时，休息后好转，每周发作约 1 次，曾间断出现双下肢水肿，近 3 个月来症状进行性加重，发作频繁。自发病以来，患者精神、食欲、睡眠可，大小便正常，体重未见明显改变。

既往史：阵发心房颤动 6 年，无特殊治疗；高血压 1 年，血压最高为 150/90 mmHg，平时服药控制于 140/80 mmHg；Ⅱ型糖尿病 1 年，规律服药控制；慢性胃炎 1 年；无结核、肝炎等传染病病史，无输血史，无药食过敏史，预防接种史正规。

家族史：父母去世，兄弟姐妹及子女健在，否认家族遗传病病史。

个人史：久居本地，无疫区居住史，吸烟 30 余年，每日 40 支，未戒烟，无酗酒史。

体格检查：体温 36.2 ℃，脉搏 73 次／分，呼吸 18 次／分，血压 140/80 mmHg。叩诊心脏向左下扩大。

辅助检查

> 心电图：窦性心律，Ⅰ、Ⅱ、aVL、V4-V6 导联 ST-T 段改变（图 2-3-1）。

> 胸部 X 线：肺淤血，心影大，考虑心功能不全（图 2-3-2）。

> 冠状动脉造影：左前降支近段狭窄 50%，左回旋支发育细小，右冠状动脉粗大，近段狭窄 30%，左心室后支中段狭窄 90%，血管偏细（图 2-3-3）。

> 肺静脉 CTA：左心房和肺静脉内未见异常，左心室肥厚，左心腔明显减小，肥厚型心肌病可能（图 2-3-4）。

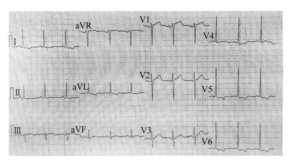

窦性心律，Ⅰ、Ⅱ、aVL、V4-V6 导联 ST-T 段改变

图 2-3-1　心电图

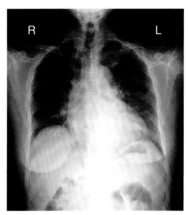

两肺野透过度减低，两肺纹理粗乱、模糊、肺淤血，
心影大，双侧膈面与膈角模糊，考虑心功能不全

图 2-3-2　胸部 X 线

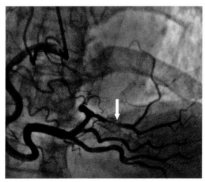

左心室后支中段狭窄 90%（箭头）

图 2-3-3　冠状动脉造影

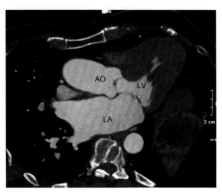

左心室肥厚，左心腔明显减小

图 2-3-4　心脏 CT

【超声心动图】

- 左室长轴切面：左心房增大，室间隔与左心室后壁呈非对称性增厚，室间隔显著梭形肥厚，以中段为著，基底段厚约为 17 mm，中间段厚约为 23 mm，心尖段厚约为 17 mm，左心室后壁厚约为 12 mm，室间隔运动幅度减低（图 2-3-5）；CDFI：左室流出道未见明显花彩湍流血流信号（图 2-3-6）；左心室 M 型曲线：室间隔与左心室后壁呈非对称性增厚，室间隔显著肥厚，左心室收缩末期容积明显减小，约为 20 mL，室间隔运动幅度减低，收缩期二尖瓣前叶曲线 C-D 段形态正常，LVEF 为 66%（图 2-3-7）。

- 左室短轴切面：室间隔与左心室后壁呈非对称性增厚，左室心尖形态存在（图 2-3-8 ～图 2-3-10）。

- 心尖切面：心尖四腔心、两腔心及三腔心切面显示室间隔与左心室后壁呈非对称性增厚，室间隔显著梭形肥厚，心肌回声不均，呈"颗粒"样光带，左室心尖形态存在（图 2-3-11 ～图 2-3-13）；左室流出道血流频谱：静息状态下左室流出道血流最大流速为 165 cm/s，频谱形态正常；蹲起运动 2 分钟后左室流出道最大血流速度为 364 cm/s，最大压差为 53 mmHg，频谱峰值明显后移，呈"匕首"状（图 2-3-14，图 2-3-15）；二尖瓣频谱及二尖瓣环组织多普勒：E 峰为 62 cm/s，A 峰为 92 cm/s，E 峰＜ A 峰，s' 为 6 cm/s，e' 为 3.1 cm/s，a' 为 6.2 cm/s，e' /a' ＜ 1，左心室舒张功能减低（图 2-3-16，图 2-3-17）。

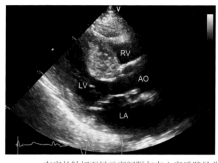

左室长轴切面显示室间隔与左心室后壁呈非对称性增厚

图 2-3-5　室间隔明显增厚

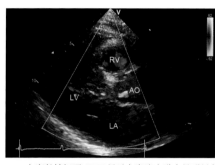

左室长轴切面 CDFI 显示左室流出道未见明显花彩湍流血流信号

图 2-3-6　左室流出道血流

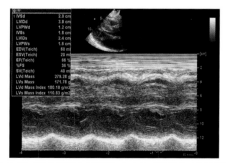

左心室 M 型曲线显示室间隔与左心室后壁呈非对称性增厚

图 2-3-7　室间隔明显增厚

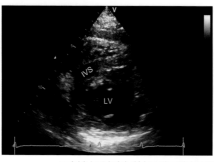

二尖瓣水平左室短轴切面显示室间隔明显增厚

图 2-3-8　室间隔明显增厚

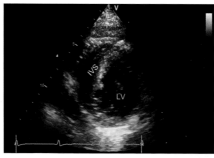

乳头肌水平左室短轴切面显示室间隔明显增厚

图 2-3-9　室间隔明显增厚

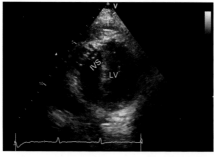

心尖水平左室短轴切面显示室间隔明显增厚

图 2-3-10　室间隔明显增厚

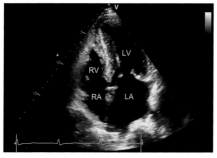

心尖四腔心切面显示室间隔明显增厚

图 2-3-11　室间隔明显增厚

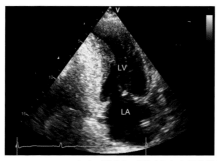

心尖两腔心切面显示左心室前壁稍增厚

图 2-3-12　左心室前壁稍增厚

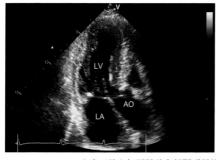

心尖三腔心切面显示室间隔明显增厚

图 2-3-13　室间隔明显增厚

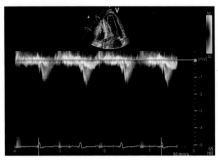

左室流出道血流速度未见增快

图 2-3-14　静息状态下左室流出道频谱

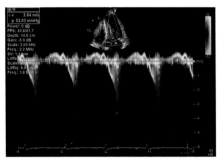

左室流出道血流速度明显增快，峰值后移

图 2-3-15　激发试验后左室流出道频谱

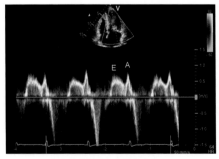

E 峰减低，A 峰增高

图 2-3-16　二尖瓣频谱

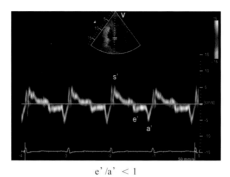

e'/a' ＜ 1

图 2-3-17　二尖瓣环组织多普勒

【超声心动图提示】

- 非对称性肥厚型心肌病；
- 静息状态下左室流出道未见梗阻；
- 激发后左室流出道梗阻；
- 左心房增大；
- 左心室舒张功能减低。

【手术】

局部麻醉下行心房颤动冷冻消融术，手术进行顺利，术后患者未诉明显不适。

【分析讨论】

- 隐匿性梗阻性肥厚型心肌病：根据 LVOT-PG 的大小将肥厚型心肌病分为梗阻性（LVOT-PG ≥ 30 mmHg）、非梗阻性（LVOT-PG ＜ 30 mmHg）及隐匿梗阻性肥厚型心肌病。隐匿性梗阻性肥厚型心肌病是指在静息状态下 CDFI 显示患者 LVOT-PG 正常，不需外科干预，但患者仍存在较多症状，在运动或者药物激发状态下达到左室流出道梗阻诊断标准并需要手术的一类患者。
- 激发试验的意义：LVOT-PG 受心脏收缩力、静脉回流量、生理活动、胸腔内压力、体位、药物等因素影响，随日常活动而动态变化。研究发现大约 1/3 的肥厚型心肌病患者静息时存在梗阻，而另外 1/3 患者存在潜在阻塞，改变负荷条件和左心室收缩力时被激发，激发试验后梗阻发生率高达 70%。

肥厚型心肌病的手术适应证为：室间隔厚度 ≥ 15 mm，LVOT-PG ≥ 50 mmHg，且有明显临床症状者，但部分患者静息状态下 LVOT-PG 未达到手术标准，但药物治疗效果不佳，甚至存在猝死风险，此时判断患者有无隐匿性严重梗阻非常重要。激发试验是评估左室流出道梗阻的重要部分，对肥厚型心肌病的诊断、治疗有重要意义，建议静息状态下未发现梗阻或未达到严重梗阻程度的患者均应接受负荷超声检查。

- 常用激发试验：一般采用运动激发试验，如运动平板、爬楼试验或原地蹲起，一般运动 3 ~ 5 分钟，运动终点标准：①心率达到 180 次 / 分；②心绞痛发作；③眩晕或晕厥先兆等；④患者出现不适，要求停止。患者运动停止后 1 分钟内再次快速测量左室流出道流速。

- 肥厚型心肌病与心律失常：肥厚型心肌病易并发心律失常，室性心律失常最常见，室上性心律失常和心房颤动也较常见。心房颤动是肥厚型心肌病的重要并发症，亦为导致血栓栓塞、心力衰竭与死亡增加的原因之一，心房颤动时过快的心室率可降低心室的舒张期充盈、减少心排量，导致病情恶化，故应积极治疗。

- 治疗策略：本例患者合并阵发性房颤 6 年，近来发作频繁，冠状动脉造影显示左心室后支中段狭窄 90%，心内科医师考虑患者的胸闷和气短等症状由肥厚型心肌病、冠心病、心房颤动三者共同引起，患者静息时左室流出道无明显梗阻，目前患者暂时不考虑外科手术治疗。冠状动脉造影检查显示病变较严重处位于左心室后支，且狭窄程度过重，不宜行介入治疗，故在排除手术禁忌证后行房颤冷冻消融术，术后症状有所好转。此外，患者激发试验后存在左室流出道梗阻，根据 2011 年美国超声心动图学会（American Society of Echocardiography，ASE）发布的诊断标准：静息或激发状态下 LVOT-PG ≥ 50 mmHg，且症状明显的患者均适合手术治疗（若患者日后症状明显，可考虑进一步外科手术治疗，包括冠状动脉搭桥术及左室流出道疏通术），应特别注意交代患者避免过度劳累，防止精神过度紧张及情绪激动。另外，可使用 β 受体阻滞剂等药物降低心肌收缩力，减轻左室流出道梗阻，改善左室壁顺应性。

作者：蒲利红，李菁，栾姝蓉，杨娅
单位：首都医科大学附属北京安贞医院超声心动图一部

病例 4
肥厚型心肌病：右心室梗阻

【病史、体征及相关检查】

患者，女性，51 岁。

主诉：胸闷、气短 3 年。

现病史：患者于 2017 年在无明显诱因的情况下出现活动后胸闷、气短。自发病以来，患者精神、食欲、睡眠可，大小便正常，体重未见明显改变，未进行治疗。

既往史：无特殊。

体格检查：体温 36.5 ℃，脉搏 70 次/分，呼吸 20 次/分，血压 150/78 mmHg。胸骨右缘第三肋间可闻及收缩期Ⅲ级杂音。

【超声心动图】

- 左室长轴切面：左心房增大，左室壁非对称性增厚，以左心室前壁为著，心肌回声不均匀，前室间隔凸向右室流出道，右室壁增厚，右室流出道内可见一粗大肌束，致右室流出道狭窄（图 2-4-1）；二尖瓣 M 型曲线：收缩期二尖瓣叶曲线 C-D 段形态正常，SAM 征阴性（图 2-4-2）；CDFI：左室流出道血流信号正常，右室流出道血流速度加快，二尖瓣口少量反流信号（图 2-4-3）。

- 右室流出道切面：主动脉短轴与二尖瓣水平左室短轴交接切面 CDFI 显示右室流出道狭窄处可见高速花彩血流信号（图 2-4-4）；CW 探测血流速度增快，最大流速为 288 cm/s，压差为 33 mmHg（图 2-4-5）。

- 左室短轴切面：二尖瓣水平左室短轴切面见室间隔近前壁处室壁增厚（图 2-4-6）；乳头肌水平左室短轴切面：室间隔及左心室前壁增厚，左心室前壁中间段厚度为 18 mm，心肌回声不均匀，右室壁增厚，未见明显的右心腔（图 2-4-7）；心尖水平左室短轴切面：左心室前壁心尖段增厚，为 17 mm，心肌回声不均匀，心尖形态存在（图 2-4-8）。

- 心尖切面：四腔心切面见左心房增大，室间隔及左室心尖部心肌明显增厚（图 2-4-9）；二尖瓣口血流频谱：E 峰 > 2A 峰（图 2-4-10），两腔心切面见左心室前壁增厚（图 2-4-11）。三腔心切面见室间隔增厚（图 2-4-12）；频谱多普勒：左室流出道血流速度正常，频谱形态正常（图 2-4-13）。

【超声心动图提示】

- 非对称性肥厚型心肌病；
- 右室流出道梗阻。

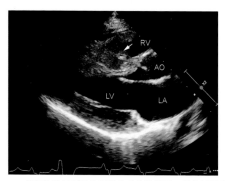

左室长轴切面见左室壁非对称性增厚，前室间隔凸向右室流出道，
右室流出道内可见一粗大肌束（箭头），致右室流出道狭窄

图 2-4-1　室间隔增厚

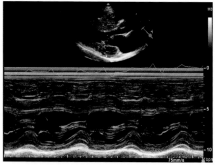

收缩期二尖瓣叶曲线 C-D 段形态正常，SAM 征阴性

图 2-4-2　二尖瓣 M 型曲线

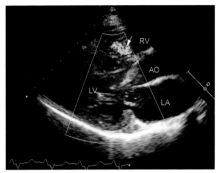

左室长轴切面 CDFI 见左室流出道血流信号正常，
右室流出道血流速度加快（箭头），二尖瓣口少量反流信号

图 2-4-3 右室流出道血流速度加快

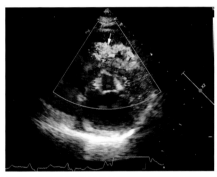

右室流出道切面 CDFI 显示右室流出道狭窄处可见高速花彩血流信号（箭头）

图 2-4-4 右室流出道血流速度加快

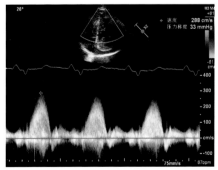

CW 探测右室流出道血流速度增快

图 2-4-5 右室流出道血流速度增快

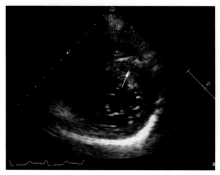

二尖瓣水平左室短轴切面见室间隔近前壁处室壁增厚（箭头）

图 2-4-6　室间隔增厚

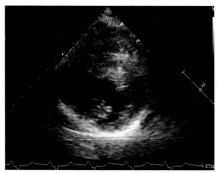

乳头肌水平左室短轴切面显示室间隔增厚

图 2-4-7　室间隔增厚

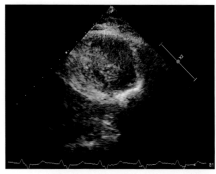

心尖水平左室短轴切面见左心室前壁心尖段增厚，心尖形态存在

图 2-4-8　左室壁增厚

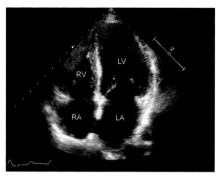

四腔心切面见室间隔及左室心尖部心肌增厚

图 2-4-9　室间隔增厚

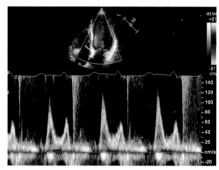

E 峰＞ 2A 峰

图 2-4-10　二尖瓣口血流频谱

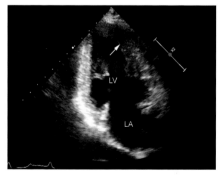

两腔心切面见左心室前壁增厚（箭头）

图 2-4-11　左心室前壁增厚

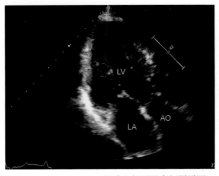

三腔心切面见室间隔增厚

图 2-4-12　室间隔增厚

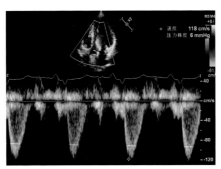

左室流出道血流速度正常，频谱形态正常

图 2-4-13　左室流出道血流频谱

【鉴别诊断】

右室流出道梗阻的先天性心脏病：如右室流出道狭窄、法洛三联症、法洛四联症均有右室流出道梗阻。其他的先天性心脏病如房间隔缺损、室间隔缺损、大动脉转位、右心室双出口等亦可合并右室流出道梗阻。这些先天性疾病发病年龄一般较小，多有间隔缺损的表现，室间隔无明显肥厚，尤其是左室心尖部心肌无增厚的表现。

【最终诊断】

- 非对称性肥厚型心肌病；
- 右室流出道梗阻。

【分析讨论】

■ 肥厚型心肌病根据血流动力学分型：主要根据左室流出道血流动力学分为梗阻性和非梗阻性，合并右室流出道梗阻的病例较为少见。本例患者比较特殊，左室流出道无梗阻而右室流出道存在梗阻，主要与室间隔肥厚和右室壁肥厚有关。

■ 肥厚型心肌病根据肥厚部位分型

> 根据左右心室肥厚的情况分型：Ⅰ型为单纯左室壁肥厚；Ⅱ型为单纯右室壁肥厚；Ⅲ型左右室壁均肥厚。本例为第三种类型。

> 根据左心室的肥厚情况，主要分为4个类型：Ⅰ型为前间隔肥厚；Ⅱ型为前后间隔均肥厚；Ⅲ型最为多见，在室间隔及左心室前侧壁均产生肥厚，仅有左心室的后壁正常；Ⅳ型为心尖部肥厚。

> 左心室肥厚的细化分型：A型，室壁厚度正常；B型，室间隔肥厚，以基底段肥厚为主；C型，室间隔均肥厚，呈梭形；D型，左室壁中远段肥厚，以心尖肥厚为主；E型，整个左室壁肥厚；F型，左室壁中段肥厚；G型，左心室侧壁中段肥厚；H型，左室壁非均匀性肥厚，室壁的几个节段局限性肥厚。

作者：蒲利红，裴金凤，宋砾，杨静，杨娅
单位：首都医科大学附属北京安贞医院超声心动图一部

病例 5
梗阻性肥厚型心肌病：SAM 征及合并二尖瓣反流

【病史、体征及相关检查】

患者，男性，15 岁。

主诉：间断活动后心悸 2 年，加重 1 年。

现病史：患者于 2017 年无明显诱因的情况下出现体育活动后心悸、胸闷，伴长出气、乏力，休息后可缓解，未予特殊处理。此后，上述症状于活动劳累后出现，未予重视。2018 年患者感冒后再次出现上述症状，较前加重，且在爬 2 层楼梯后自觉劳累、心慌、气促，休息 30 分钟可缓解，未予特殊处理。入院前 1 天，行心电图检查提示"窦性心律不齐，电轴显著右偏，Ⅱ、Ⅲ、aVF 可见异常 Q 波，双心室肥厚"。

既往史：既往体健，否认结核、肝炎等传染病病史，无手术史及输血史，无药食过敏史，正规预防接种，否认家族遗传病病史，无疫区居住史。

体格检查：体温 36.5 ℃，脉搏 76 次 / 分，呼吸 20 次 / 分，血压 100/70 mmHg。双肺呼吸音粗，心前区无杂音。

辅助检查：心电图显示电轴右偏，Ⅱ、Ⅲ、aVF 导联可见异常Q 波，双心室肥厚（图 2-5-1）。

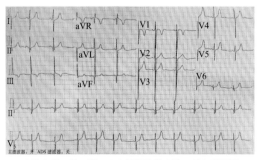

电轴右偏，Ⅱ、Ⅲ、aVF 导联异常 Q 波，双心室肥厚

图 2-5-1 心电图

【超声心动图】

- 胸骨旁左室长轴切面：左室壁明显肥厚，室间隔厚度为25 mm，左心室后壁厚度为16 mm，收缩期二尖瓣前叶腱索移向左室流出道（图2-5-2）；M型超声：二尖瓣SAM征阳性（图2-5-3）；CDFI：左室流出道收缩期血流明显增快，二尖瓣见中量反流信号（图2-5-4）。
- 心尖四腔心切面：室间隔明显增厚，厚度为27 mm（图2-5-5）。
- 心尖三腔心切面：室间隔明显增厚，二尖瓣在收缩期凸向左室流出道（图2-5-6）；CDFI：左室流出道收缩期血流明显增快，二尖瓣见中量反流信号（图2-5-7）。

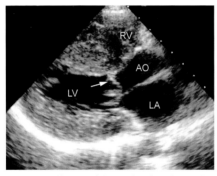

胸骨旁左室长轴切面见室间隔及左心室后壁明显增厚，SAM征阳性（箭头）

图2-5-2 左室壁明显肥厚

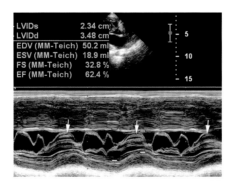

M型超声显示左室壁明显肥厚，二尖瓣SAM征阳性（箭头）

图2-5-3 SAM征阳性

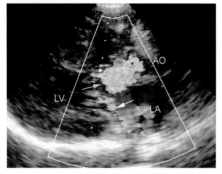

CDFI 显示左室流出道收缩期血流明显增快（黄箭头）及二尖瓣反流（白箭头）

图 2-5-4 左室流出道梗阻

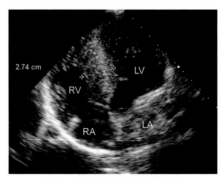

心尖四腔心切面见室间隔明显增厚

图 2-5-5 左室壁明显肥厚

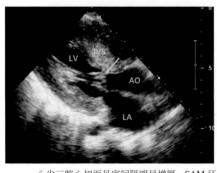

心尖三腔心切面见室间隔明显增厚，SAM 征阳性（箭头）

图 2-5-6 SAM 征阳性

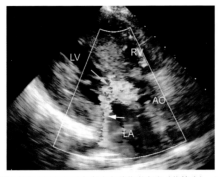

三腔心切面CDFI显示左室流出道花彩血流（黄箭头），二尖瓣中度反流（白箭头）

图2-5-7 左室流出道梗阻

■ 心尖五腔心切面：室间隔明显增厚，二尖瓣在收缩期凸向左室流出道；CDFI：左室流出道收缩期血流明显增快，CW测峰值速度为462 cm/s，压差为85 mmHg（图2-5-8）。

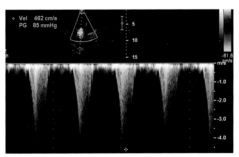

五腔心切面CDFI显示左室流出道收缩期血流速度增快

图2-5-8 左室流出道梗阻

■ 综合以上超声心动图检查：患者心室肥厚，以室间隔为著，厚度可达27 mm，在收缩期可见二尖瓣SAM征，导致左室流出道梗阻，同时二尖瓣出现中度反流，提示"梗阻性肥厚型心肌病合并二尖瓣中度反流"。

【超声心动图提示】

■ 梗阻性肥厚型心肌病；
■ 二尖瓣反流（中度）。

【鉴别诊断】

- 高血压性心脏病：本病非常常见，高血压和肥厚型心肌病并存也不少见，但该病通常引起左心室均匀性肥厚，室间隔厚度最多不超过 15 mm，主要出现在室间隔基底段，间隔与后壁的厚度比值 > 1.5 的罕见，该患者室间隔肥厚明显，与后壁比值 > 1.5，既往无高血压病史，与该病不相符。

- 运动员心脏：在运动员中诊断肥厚型心肌病非常重要，因为肥厚型心肌病是运动员猝死的一个重要原因。文献报道室壁厚度 > 16 mm，二尖瓣反流提示肥厚型心肌病可能性大，该患者室间隔厚度为 27 mm，同时合并二尖瓣反流，既往无长期运动史，与该病不相符。

【最终诊断】

- 梗阻性肥厚型心肌病；
- 二尖瓣反流（中度）。

【分析讨论】

- 肥厚型心肌病合并二尖瓣反流：肥厚型心肌病解剖方面主要特性为左心室非对称性肥厚，正常的心室收缩功能，舒张功能受损及瓣下梗阻。肥厚型心肌病根据肥厚部位进行分型，详见"本章病例 4 分析讨论"部分。在大部分肥厚型心肌病患者中，二尖瓣在功能和解剖上均可能出现关闭不全，肥厚型心肌病患者二尖瓣瓣叶比正常瓣叶大，由于收缩期前叶向前运动至流出道导致收缩晚期瓣叶对合不良从而产生后叶直接的反流束。每个患者的二尖瓣反流的程度不同，血流动力学方面随流出道梗阻程度的不同而不同。

- 易误诊为"高血压性心脏病"：该病易与高血压性心脏病混淆，但高血压性心脏病主要表现为左心室均匀性增厚，且厚度一般不超过 15 mm，间隔与后壁的厚度比值多 < 1.3，需仔细检查以鉴别。

- 超声心动图的重要性：超声心动图对左室壁肥厚的位置，程度均可明确，并且在选择行经皮室间隔心肌消融术外科手术，以及监测手术过程，超声心动图也发挥了非常重要的作用，而且还可运用多普勒频谱评估治疗效果。

- 超声心动图的漏诊：目前对肥厚型心肌病合并二尖瓣反流的关

注度不够，但根据文献报道，大部分肥厚型心肌病均合并二尖瓣不同程度的反流，二尖瓣反流量的大小与左室流出道梗阻的程度有关。

- 遗传性：该疾病已经被证实是一种常染色体遗传性疾病，但有多重外显变异，与基因编码收缩蛋白异常有关。

【经验教训】

- 心电图异常：左心室或双室肥厚，ST-T 改变，深而倒置的 T 波，有时有异常 Q 波，房室传导阻滞和束支传导阻滞，还可以发现其他心律失常如心房颤动、期前收缩等。
- 超声心动图的重要性：超声心动图作为临床可疑本病常规进行的一项检查，能够对病变明显的部位作出诊断，包括室壁肥厚的位置、是否存在梗阻、二尖瓣情况如何等，并且可以在随诊过程中动态观察患者的病情变化，选择合适的手术时机。

【病例启示】

在梗阻性肥厚型心肌病的病例中，除了需要关注流出道梗阻的程度外，二尖瓣的情况也需要关注，可能需要同时进行外科矫治。

作者：包敏，郑春华

单位：首都儿科研究所附属儿童医院

病例 6
肥厚型心肌病：合并二尖瓣后叶脱垂的梗阻性肥厚型心肌病

【病史、体征及相关检查】

患者，女性，44 岁。

主诉：心悸、气促 5 年，加重 1 周。

现病史：患者于 2014 年出现心累，气紧，渐行加重。于外院诊断为"心脏病，二尖瓣狭窄"。之后每年均按"二尖瓣狭窄"治疗，时有缓解。7 天前患者再次出现上述症状并进行性加重，无发热、发绀。自发病以来，患者饮食、二便正常，体重无明显下降。

既往史：胆结石术后 10 年，有心脏病病史（二尖瓣狭窄），否认高血压、糖尿病病史，否认烟酒嗜好，否认家族遗传病病史。

体格检查：患者神清，精神可，皮肤、黏膜无出血，双肺呼吸音清，未闻及干湿啰音。心前区无隆起，心尖冲动正常，心率约 76 次 / 分，心律齐，心前区闻及 3/6 级收缩期吹风样杂音。双下肢轻度水肿，双下肢未见畸形，肌力、肌张力正常。双侧膝腱反射正常，Babinski 征阴性。

辅助检查

➢ 心电图：窦性心律，电轴左偏，Ⅱ、Ⅲ、AVF 导联小 Q 波。

➢ 尿常规：红细胞 ++。

➢ 血常规：血红蛋白（HGB）为 163 g/L。

【超声心动图】

■ 胸骨旁左室长轴切面：升主动脉增宽，左室壁明显增厚，以室间隔为主，呈"纺锤"样，室间隔厚度约为 40 mm，左心室后壁厚度约为 17 mm，二者比例为 2.3∶1，间隔回声异常，内部回声增强，二者运动幅度增强，舒张期左室流出道明显狭窄，约为 4 mm（图 2-6-1），收缩期二尖瓣前叶及腱索前移，SAM 征阳性（图 2-6-2），二尖瓣后叶 P2 区瓣叶增厚，收缩期脱入左房内（图 2-6-3）；CDFI：左室流出道收缩期血流明显加速（图 2-6-4）；M 型超声及二维超声：二尖瓣收缩期 SAM 征阳性。

- 二尖瓣水平左室短轴切面：室间隔、左心室前壁明显肥厚（图 2-6-5，图 2-6-6）。
- 心尖四腔心切面：室间隔增厚，左心房增大，左心室比例稍显缩小，右心房及右心室内径正常。
- 心尖五腔心切面：CDFI 见左室流出道血流速度明显加快（图 2-6-7）；CW：左室流出道血流明显加快，V_{max} 为 335 cm/s，PG 为 45 mmHg，同时可见二尖瓣反流信号，反流束沿二尖瓣前叶走行，探及反流 V_{max} 为 616.7 cm/s（图 2-6-8）。

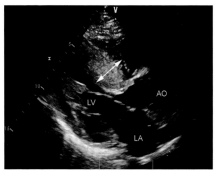

左室长轴切面见室间隔明显增厚，呈"纺锤"样（箭头），内部回声增强

图 2-6-1　室间隔增厚

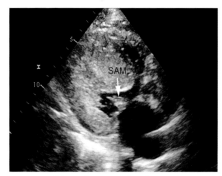

室间隔增厚，收缩期二尖瓣前叶及腱索前移（箭头）

图 2-6-2　SAM 征

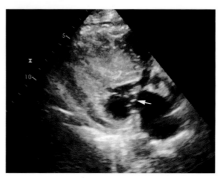

室间隔增厚，收缩期二尖瓣前叶脱入左心房（箭头）

图 2-6-3　二尖瓣后叶脱垂

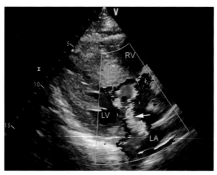

左室流出道血流速度明显加快（箭头）

图 2-6-4　左室流出道梗阻

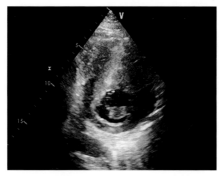

二尖瓣水平左室短轴切面见室间隔及左室前壁明显增厚

图 2-6-5　左室壁肥厚

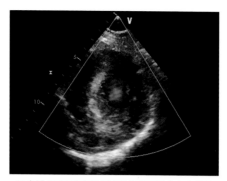

二尖瓣水平左室短轴切面见室间隔及左心室前壁
明显增厚，CDFI 未见异常

图 2-6-6 左室壁肥厚

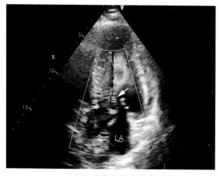

CDFI 见左室流出道高速血流信号（箭头）

图 2-6-7 左室流出道梗阻

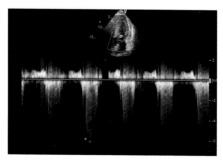

CW 探及二尖瓣反流

图 2-6-8 二尖瓣反流

【超声心动图提示】

- 梗阻性肥厚型心肌病；
- 二尖瓣后叶脱垂伴反流（中度）。

【鉴别诊断】

- 高血压性心脏病：有高血压病史；超声表现为室间隔与左心室后壁均匀性增厚，一般为向心性对称，但室间隔与左心室后壁厚度比例 < 1.3，左心房内径增大，左心室内径正常，增厚的室壁内部回声均匀。本例患者无高血压，检查显示左心室比例缩小，室间隔与左心室后壁增厚比例为 2.3：1，且室间隔内部回声不均匀，呈点片状增强。
- 主动脉瓣及主动脉狭窄性病变：包括主动脉瓣先天性、老年性及风湿性狭窄，主动脉瓣上、下狭窄，主动脉缩窄。其超声主要表现为室间隔及左心室后壁向心性对称性肥厚，主动脉瓣明显增厚，开放受限，或于瓣上、下见膜性狭窄或局限性主动脉缩窄，而肥厚型心肌病患者无上述病变。
- 左室流出道梗阻与二尖瓣反流频谱的鉴别：二者均发生在收缩期。二尖瓣反流频谱形态为对称性，最高峰值基本位于频谱的中央，由于收缩期左心室与左心房的压力差大，获得频谱的速度快，压差大；左室流出道梗阻时频谱表现为非对称性，即峰值后移，呈"匕首"状；峰值速度及压差均小于二尖瓣反流。
- 尿毒症性心肌病：尿毒症性心肌病患者表现为心尖回声粗糙、增强、强弱不均匀，内部呈点、片、线状强回声光点，心内膜回声也明显增强，呈"蛋壳"征。这是由于肾功能障碍引起钙沉积到心肌及血管壁内，发生心肌内转移性钙化，导致心肌密度改变，并伴有不同程度的心包积液。
- 本例患者：肥厚型心肌病一般都合并乳头肌肥大，位置前移，导致二尖瓣反流。但本例患者二尖瓣后叶折叠，增厚，收缩期脱入左心房内，引起二尖瓣后叶脱垂。肥厚型心肌病常发生心律失常及猝死，而本例患者不仅室壁肥厚明显，而且合并二尖瓣脱垂，进一步加重患者病情，从而影响患者的预后。

【最终诊断】

- 梗阻性肥厚型心肌病；

- 二尖瓣后叶脱垂伴反流（中度）。

【分析讨论】

- 肥厚型心肌病：被认为是常染色体显性遗传病，50%的患者有家族史。该病的特点为左心室或右心室肥厚，通常是非对称性的；典型者左心室容量减低，常有收缩期压力阶差；典型的形态学改变为心肌细胞肥大和排列紊乱，周围疏松结缔组织增大，常发生心律失常及早年猝死。

- 二尖瓣脱垂：特点是各种原因引起的二尖瓣1个或2个瓣叶在收缩中晚期、全收缩期部分或全部脱入左心房，超过二尖瓣瓣环水平，多数伴有二尖瓣关闭反流。

- 肥厚型心肌病合并二尖瓣脱垂：由于左室流出道梗阻出现二尖瓣前叶和腱索SAM征，导致二尖瓣装置异常，出现二尖瓣反流，并可合并后叶脱垂。SAM征相关的反流束朝向左心房后壁，而后叶脱垂的反流束朝向房间隔。两者共同作用，反流束可能分为两束，一束朝前，一束朝后，也可能中和为一束中心性反流。因此，当反流失去了SAM征特有的方向，应警惕瓣叶器质性病变，若出现朝向房间隔的反流束，则高度怀疑后叶脱垂，且后叶腱索断裂的发生率很高，检查时应仔细探查瓣下结构，更多关注后叶有无细小断裂腱索或可疑赘生物。

【病例启示】

- 超声心动图能观察心脏结构及功能，评估流出道压差，目前仍是肥厚型心肌病诊断最常用、最经济、最可靠的方法。
- 注意左室流出道梗阻与二尖瓣反流频谱的鉴别。

作者：彭雪莉
单位：四川省雅安市荥经县人民医院

病例 7

肥厚型心肌病：家族遗传性对称性梗阻性肥厚型心肌病

【病史、体征及相关检查】

患者，男性，66 岁。

主诉：反复胸闷、胸痛 2 个多月。

现病史：患者 2 个多月前无明显诱因出现胸闷，位于心前区，呈紧缩感，伴呼吸不畅、大汗淋漓、心悸，持续约 1 小时后可缓解，反复发作，3 ～ 4 天发作 1 次，无晕厥。于当地医院就诊，心电图显示左心室、右心室高电压，完全性右束支传导阻滞。

既往史：患者于 2014 年因外伤致右股骨颈骨折，行股骨头置换术。否认高血压病史，否认结核、肝炎等传染病病史，无手术史及输血史，无药食过敏史，预防接种史不详，否认家族遗传病病史，家族中未见青年猝死病史。出生并居住于我国福建省，吸烟 30 余年，1 包／天。

家族史：患者儿子（38 岁，无高血压病史）行超声心动图检查显示"室间隔厚度为 13.1 mm，左室后壁厚度为 11.2 mm"。

体格检查：体温 36.3 ℃，脉搏 60 次／分，呼吸 19 次／分，血压 118/78 mmHg。心前区无杂音。

辅助检查

➢ 心电图

(1) 2016-06-15 外院心电图：左心室、右心室高电压，完全性右束支传导阻滞。

(2) 2016-08-03 心电图：左心室肥大伴劳损，V5-V6 ST 段压低，多导联 T 波倒置，完全性右束支传导阻滞（图 2-7-1）。

(3) 2016-08-11 入院后心电图：窦性心律，左心室肥大伴劳损，完全性右束支传导阻滞。

(4) 2016-08-14 入院后 48 小时动态心电图：窦性心律，房性期前收缩偶呈二联律，短阵性房性心动过速，多源性室性期前收缩偶呈二联律，房性逸搏心律，完全性右束支阻滞，ST-T 改变，心率变异性正常。

(5) 2016-08-17 出院前复查心电图：左心室肥大伴劳损，多导联 T 波倒置或低平，完全性右束支传导阻滞（图 2-7-2）。

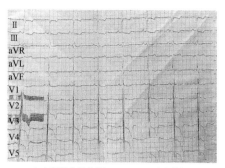

左心室肥大伴劳损，V5-V6 ST 段压低，
多导联 T 波倒置，完全性右束支传导阻滞

图 2-7-1　心电图

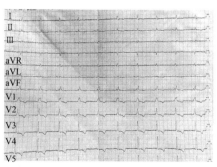

左心室肥大伴劳损，多导联 T 波倒置或低平，
完全性右束支传导阻滞

图 2-7-2　出院前复查心电图

➢ 冠状动脉造影：冠状动脉为右冠优势型，左主干未见狭窄；前降支（LAD）近段和中段呈串联性病变，狭窄为 60% ~ 80%，TIMI 血流 Ⅲ 级；远段未见狭窄，回旋支未见狭窄，TIMI 血流 Ⅲ 级；右冠状动脉未见明显狭窄，TIMI 血流 Ⅲ 级；LAD 近段和中段狭窄处植入支架。

【超声心动图】

- 胸骨旁左室长轴切面：左心房增大，左室壁对称性肥厚，以室间隔为著，厚度为 22 mm，室壁心肌回声增强、不均匀，呈斑点状，左室流出道变窄（直径 < 20 mm）（图 2-7-3）；M 型超声：二尖瓣 M 型 SAM 征阳性，二尖瓣前叶瓣体和腱索收缩期向室间隔移动，C-D 段弓背样隆起，甚至碰触室间隔（图 2-7-4），二尖瓣 EF 下降速率减低，主动脉瓣收缩中期提前关闭，出现收缩期半关闭切迹，右冠瓣曲线呈"M"形（图 2-7-5），室壁增厚率减低，室间隔为著。

- 基底段左室短轴切面：各室壁心肌明显增厚，各室壁厚度分别为前间隔 19.7 mm、后间隔 19.7 mm、下壁 17.0 mm、后壁 17.6 mm、侧壁 18.5 mm、前壁 19.1 mm（图 2-7-6）。

- 乳头肌水平左室短轴切面：各室壁心肌明显增厚，各室壁厚度分别为前间隔 22.5 mm、后间隔 20.9 mm、下壁 21.9 mm、后壁 19.6 mm、侧壁 21.5 mm、前壁 19.5 mm（图 2-7-7）。

- 心尖水平左室短轴切面：各室壁心肌明显增厚，各室壁厚度分别为前壁 20.1 mm、侧壁 19.7 mm、后下壁 30.7 mm、间隔壁 24.7 mm（图 2-7-8）。

- 心尖四腔心、两腔心及三腔心切面：均显示左室心肌增厚，左室心腔变小（图 2-7-9，图 2-7-10）；二尖瓣口血流频谱：E/A < 1。

- 心尖五腔心切面：左室流出道内收缩早期为五彩细窄血流束，并向主动脉瓣及瓣上延伸，彩色血流最窄的部位即为左室流出道梗阻部位（图 2-7-11）；CW：左室流出道收缩期血流速度增高，峰值后移，于收缩晚期达峰值，频谱形态呈"匕首"样，静息状态下左室流出道峰值速度为 534 cm/s、压差为 113 mmHg、平均速度为 337 cm/s、平均压差为 56 mmHg（图 2-7-12）。

- 综合以上超声心动图检查：患者左心房增大，左心室变小，各室壁增厚，回声不均匀，运动稍减低（室间隔为著），左心室舒张功能减低，左室流出道内径变小，收缩期血流速度明显增高，提示"梗阻性肥厚型心肌病"。

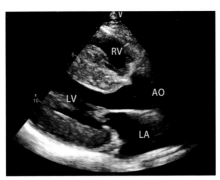

左室长轴切面见左心房增大，左室壁对称性肥厚，以室间隔为著

图 2-7-3 左室壁对称性肥厚

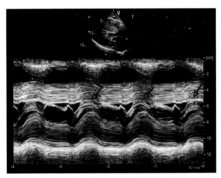

二尖瓣 M 型超声显示 SAM 征阳性（箭头）

图 2-7-4 SAM 征阳性

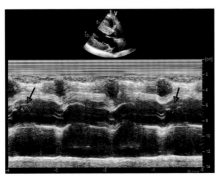

主动脉瓣收缩中期提前关闭（箭头）

图 2-7-5 主动脉瓣 M 型超声

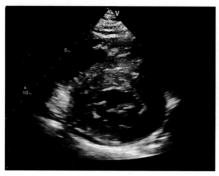

基底段左室短轴切面显示各壁心肌明显增厚

图 2-7-6 左室壁对称性肥厚

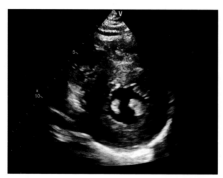

乳头肌水平左室短轴切面显示各壁心肌明显增厚

图 2-7-7 左室壁对称性肥厚

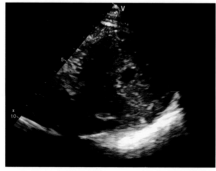

心尖水平左室短轴切面显示各壁心肌明显增厚

图 2-7-8 左室壁对称性肥厚

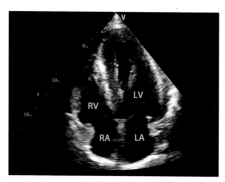

心尖四腔心切面显示左室心肌增厚，左室心腔变小

图 2-7-9　左室壁对称性肥厚

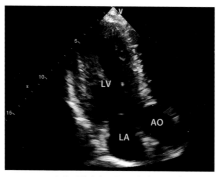

心尖三腔心切面显示左室心肌增厚，左室心腔变小

图 2-7-10　左室壁对称性肥厚

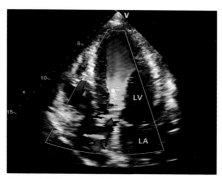

心尖五腔心切面 CDFI 显示左室流出道内收缩早期为五彩细窄血流束，

彩色血流最窄的部位即为左室流出道梗阻部位（箭头）

图 2-7-11　左室流出道梗阻

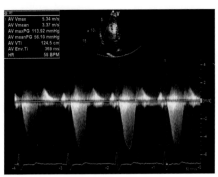

左室流出道 CW 显示收缩期血流速度增高，峰值后移，呈"匕首"样，
静息状态下左室流出道峰值压差为 113 mmHg

图 2-7-12　左室流出道梗阻

【超声心动图提示】

- 梗阻性肥厚型心肌病；
- 左心室舒张功能减低。

【鉴别诊断】

- 高血压性心脏病：既往有高血压病史，室壁呈向心性对称性肥厚；室壁厚度多＜ 15 mm，增厚的心肌内回声多均匀；左心室收缩功能正常或稍增高，可见左心房增大，但左心室内径多正常，二尖瓣 M 型无 SAM 征及主动脉瓣收缩期提前关闭；严重的高血压也可导致左室流出道梗阻，需要结合高血压病史和治疗后复查进行鉴别。

- 心肌淀粉样变性：是由淀粉样原纤维沉着于心肌间质、瓣膜、冠状血管及心肌内小血管所导致的疾病。其典型的超声心动图表现为左室壁肥厚、心肌呈"颗粒"状回声，同时可伴多瓣膜增厚及房间隔增厚、回声增强，其心电图见多导联低电压改变。该病例左室壁明显肥厚，回声增强，与心肌淀粉样变性的图像极为相似。但患者心电图无肢体导联低电压的表现，且该患者儿子也有心肌肥厚的表现，因此不考虑心肌淀粉样变性，更倾向于肥厚型心肌病。

- 主动脉瓣及主动脉狭窄性病变：主动脉瓣及瓣上、瓣下狭窄造成左心室压力负荷增高，引起继发性室壁肥厚，肥厚多为向心性、对称性，且程度较轻。同时，超声心动图可发现主动脉瓣病变、瓣上或下膜性狭窄及局限性主动脉缩窄。

- 强化运动引起的心肌肥厚：多见于运动员，无肥厚型心肌病家族史、心肺运动功能较好的人群。超声心动图常显示左心室内径增大，左室壁轻度均匀增厚（未出现极端不对称或心尖肥厚），通常不合并左心房增大、严重的左心室舒张功能异常和组织多普勒显示的收缩速度减低，终止体能训练可使肥厚程度减轻。

【最终诊断】

梗阻性肥厚型心肌病。

【分析讨论】

- 病因及病理：绝大部分肥厚型心肌病呈常染色体显性遗传，大约 60% 的肥厚型心肌病成年患者可检测到明确的突变基因，其中 40%～60% 为编码肌小节结构蛋白的基因突变，5%～10% 是由其他遗传性或非遗传性疾病引起，包括先天性代谢性疾病、线粒体疾病、畸形综合征等，这类疾病临床罕见或少见。另外，25%～30% 是原因不明的心肌肥厚。肥厚型心肌病大体病理可见心脏肥大、心壁不规则增厚、心腔狭小，一般左心室肥厚程度重于右心室，组织病理可见心肌纤维排列紊乱及形态异常等。

- 肥厚型心肌病的分型：本例患者室壁对称性肥厚，静息状态时 LVOT-PG 为 113 mmHg，明显梗阻，有阳性家族史。根据血流动力学分型属于梗阻性，根据肥厚型心肌病肥厚部位分型为对称性，根据家族史和遗传学分型为家族性。

  ➢ 按血流动力学分型：①梗阻性：静息状态时 LVOT-PG ≥ 30 mmHg；②非梗阻性：静息状态及负荷运动时 LVOT-PG 均 < 30 mmHg；③隐匿性：静息状态时 LVOT-PG 正常，负荷运动时 LVOT-PG ≥ 30 mmHg。

  ➢ 按肥厚部位分型：①非对称性室间隔肥厚和对称性室间隔肥厚：前者室间隔厚度 ≥ 15 mm，且室间隔／左室后壁 ≥ 1.3，后者左室后壁亦明显肥厚，心肌肥厚较为弥漫；②左心室中部肥厚型心肌病：占肥厚型心肌病的 3%～13%，特征改变是左心室中部乳头肌与室间隔中部心肌异常肥厚，伴有左室心尖部与基底部心腔之间收缩末期压力阶差，患者症状明显或严重，合并心尖部室壁瘤和附壁血栓形成的比例较高，心力衰竭、卒中和猝死的风险较高，预后较差；③孤立的乳头肌肥厚型心肌病；④心尖肥厚型心肌病：发病以男性为主，心电图的典型特征是巨大负相 T 波，超声心动图或心脏 MRI 检查显示舒张末期左室心尖部室壁明显增厚（最大厚度≥ 15 mm），左室心尖部与后壁最大厚度之比＞ 1.5，预后相对较好；⑤右室肥厚型心肌病：伴或不伴左室壁肥厚。

> 根据家族史和遗传学分型：①家族性肥厚型心肌病：发病呈家族聚集现象，占 60% ～ 70%，多为常染色体显性遗传；②散发性肥厚型心肌病：无家族性聚集的肥厚型心肌病。

- 超声心动图对治疗方案选择的意义：本例患者症状和梗阻明显，理论上应进行左室流出道梗阻的相关治疗。

> 经皮室间隔心肌消融术：①有症状患者血流动力学适应证：经胸超声心动图和多普勒检查，静息状态下 LVOT-PG ≥ 50 mmHg，或激发后 LVOT-PG ≥ 70 mmHg；②形态学适应证：超声心动图显示室间隔肥厚，梗阻位于室间隔基底段，合并与 SAM 征有关的左室流出道及左心室中部压力阶差，排除乳头肌受累和二尖瓣叶过长；③冠状动脉造影有合适的间隔支，间隔支解剖形态适合介入操作；④肌声学造影可明确拟消融的间隔支为梗阻的心肌提供血供，即消融靶血管；⑤室间隔厚度≥ 15 mm。

> 外科室间隔切除术应同时满足 2 个条件：①药物治疗效果不佳，经最大耐受剂量药物治疗后，患者仍存在呼吸困难或胸痛 [美国纽约心脏病学会（New York Heart Disease Assocation，NYHA）评为心功能Ⅲ或Ⅳ级] 或其他症状（如晕厥、先兆晕厥）；②静息或运动激发后，由室间隔肥厚和二尖瓣收缩期前移所致的 LVOT-PG ≥ 50 mmHg，对于部分症状较轻（NYHA 心功能Ⅱ级），LVOT-PG ≥ 50 mmHg，但是出现中 – 重度二尖瓣关闭不全、心房颤动或左心房明显增大等情况的患者。

- 超声心动图在随访中的意义：对临床状况稳定的患者，每 1 ～ 2 年进行一次超声心动图检查；对经皮室间隔心肌消融术或手术治疗的患者，每 1 ～ 3 个月进行一次超声心动图检查，此后 6 ～ 12 个月随访一次。

【病例启示】

- 胸痛、胸闷及心电图 ST-T 异常既可见于冠状动脉硬化的患者，也可见于心肌肥厚的患者。

- 超声心动图是诊断肥厚型心肌病的重要方法，其结果可能直接影响患者治疗方案的选择。
- 肥厚型心肌病属遗传性疾病，建立心电图预警系统，尽早发现并确诊该疾病，对预防潜在并发症及治疗非常重要。

【附：患者儿子相关资料】

※ 病史

患者，男性，38 岁。

主诉：无特殊不适。其父诊断为肥厚型心肌病后进行超声心动图检查，发现左室壁增厚，室间隔为著。既往无高血压病史。

※ 超声心动图表现

- 胸骨旁左室长轴切面：左室壁增厚，室间隔为著（图 2-7-13）。
- 基底段左室短轴切面：各室壁厚度分别为前间隔 13.2 mm、后间隔 10.9 mm、下壁 10.5 mm、后壁 11.4 mm、侧壁 11.5 mm、前壁 10.7 mm（图 2-7-14）。

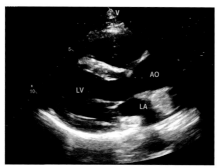

图 2-7-13 胸骨旁左室长轴切面

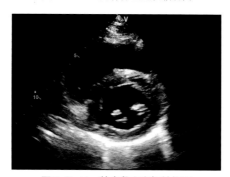

图 2-7-14 基底段左室短轴切面

- 乳头肌水平左室短轴切面：各室壁厚度分别为前间隔 10.7 mm、后间隔 11.4 mm、下壁 10.5 mm、后壁 9.6 mm、侧壁 8.7 mm、前壁 10.0 mm（图 2-7-15）。
- 心尖水平左室短轴切面：各室壁厚度分别为前壁 9.3 mm、侧壁 9.1 mm、后下壁 8.1 mm、间隔壁 10.0 mm（图 2-7-16）。

※ 分析讨论

- 阳性家族史：其父明确诊断为肥厚型心肌病。
- 诊断标准：该患者室壁最厚处为 13.2 mm，根据 2014 年欧洲心脏病学会（European Society of Cardiology, ESC）发表的《2014 年 ESC 肥厚型心肌病诊断和管理指南》（*2014 ESC Guidelines on diagnosis and management of hypertrophic cardiomyopathy*）：有阳性家族史的患者左室壁厚度为 13 ～ 14 mm 时，也可诊断为肥厚型心肌病。

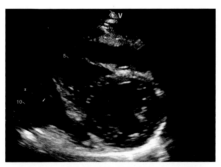

图 2-7-15　乳头肌水平左室短轴切面

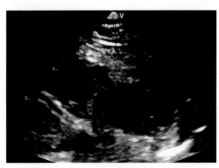

图 2-7-16　心尖部左室短轴切面

作者：曲泡晨、张涵、李嵘娟、杨娅

单位：福建医科大学附属第一医院，首都医科大学附属北京安贞医院超声心动图一部

病例 8
肥厚型心肌病：家族性及基因突变

【病史、体征及相关检查】

患者，男性，76 岁。

主诉：腹胀伴双下肢肿胀 1 月余。

现病史：患者于 1 个多月前无明显诱因出现腹胀及双下肢肿胀，伴胸闷、气短、乏力。间断右上腹部及后背部疼痛不适，无发热、寒战、恶心、呕吐、头晕、头痛等不适。病程中患者神志清，精神较差，食欲、睡眠差，大小便正常，近期体重增减不详。

既往史：否认高血压、心脑血管疾病及糖尿病病史，否认肝炎、结核等传染病病史，否认手术及外伤史，否认药食过敏史，否认家族遗传病病史，家族中无明确的青年猝死病史。

体格检查：体温 36.8 ℃，脉搏 96 次 / 分，呼吸 21 次 / 分，血压 104/73 mmHg。心前区未闻及病理性杂音。

辅助检查

> 心电图：2019-07-05 心电图显示心电轴右偏（+165°），肢体导联低电压，V1-V3 导联呈 QS 型（图 2-8-1）。2019-07-21 心电图显示心电轴右偏（+180°），肢体导联低电压，V1、V2 导联呈 QS 型。

> CT 检查：①肝淤血改变，肝静脉充盈欠佳，必要时行肝静脉造影检查；②双侧少量胸腔积液。

> CDFI 检查：符合非对称性肥厚型非梗阻性心肌病改变，升主动脉增宽，微量心包积液。

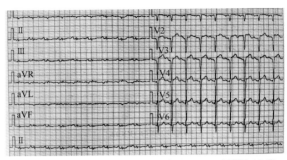

心电轴右偏（+165°），肢体导联低电压，V1-V3 导联呈 QS 型

图 2-8-1　心电图

【超声心动图】

- 胸骨旁左室长轴切面：左心房增大，室间隔及左心室后壁明显增厚（图 2-8-2）；二尖瓣 M 型曲线：未见明显异常（图 2-8-3）。

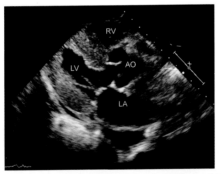

胸骨旁左室长轴切面见室间隔及左室后壁明显增厚，收缩期二尖瓣前叶腱索前移

图 2-8-2　左室壁肥厚

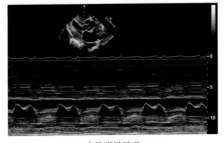

未见明显异常

图 2-8-3　二尖瓣 M 型曲线

- 左室短轴切面：基底水平左室壁均明显增厚，各室壁厚度分别为：前间隔 19.6 mm，前壁 16.7 mm，侧壁 10.6 mm，后壁 17.6 mm，下壁 16.1 mm，后间隔 18.5 mm。左室后壁心包腔见较窄的液性暗区（图 2-8-4）。乳头肌水平左室短轴切面：左室壁及室间隔明显增厚，各室壁厚度分别为：间隔 17.5 mm，前壁 15.9 mm，后壁 15.7 mm，下壁 15.7 mm（图 2-8-5）。心尖水平左室短轴切面：左室壁及室间隔不同程度增厚，为 11 ～ 14 mm（图 2-8-6）。

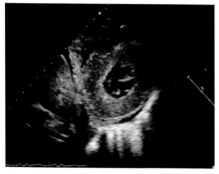

基底水平左室短轴切面见左室壁均匀增厚

图 2-8-4 左室壁肥厚

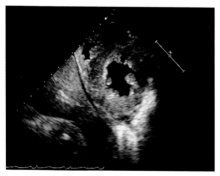

乳头肌水平左室短轴切面见左室壁均匀增厚

图 2-8-5 左室壁肥厚

- 心尖切面：心尖四腔心、两腔心及三腔心切面均显示左室壁及室间隔普遍增厚，心肌回声增粗、增强，呈斑点状，左心房扩大（图 2-8-7）；左室流出道血流及 CW 检测血流信号正常，流速正常。

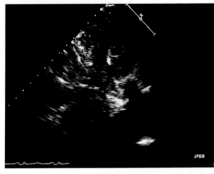

心尖水平左室短轴切面见左室壁稍增厚

图 2-8-6　左室壁肥厚

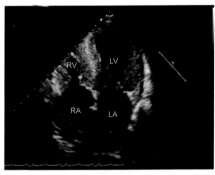

心尖四腔心切面见室间隔及侧壁明显增厚

图 2-8-7　左室壁肥厚

【超声心动图提示】

- 左室壁普遍增厚，以室间隔为著；
- 左心房增大；
- 微量心包积液；
- 考虑为非对称性非梗阻性肥厚型心肌病。

【鉴别诊断】

- 高血压、主动脉瓣狭窄继发心肌病：此类继发性心肌病可找到病因，如高血压、主动脉瓣狭窄、对称性室壁增厚。本例患者无高血压、无主动脉瓣狭窄病史，左室后壁也增厚但以室间隔为著，基因检测可进一步明确诊断。
- 冠心病：该患者存在后背部疼痛不适的临床表现，符合冠心病的特点，但心脏超声检查未发现节段性室壁明显增厚、节段性室壁运动异常、室壁增厚率减低、室壁运动不协调等，行冠状动脉 CTA 检查可明确供血情况。

【家系及基因突变】

- 二代人类全外显子高通量测序：通过基因检测分析，明确该患者突变基因为编码肌联蛋白的基因（*TTN*），并锁定该致病基因的突变位点。
- 家系改变：进一步对其家系中其他成员进行一代验证，明确了致病基因的携带者，有助于家系其他成员中肥厚型心肌病患者及携带者的早期诊断（图 2-8-8）。

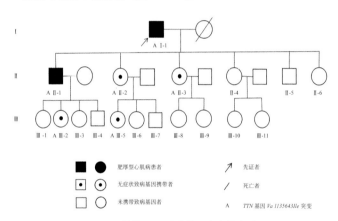

图 2-8-8　携带 *TTN* 致病基因突变的家系图

【最终诊断】

非对称性非梗阻性肥厚型心肌病。

【分析讨论】

- 本例患者的超声特点：该病例左心室基底段、乳头肌水平左室壁及室间隔普遍增厚，以室间隔为著，心尖部室壁最厚处达 14 mm，左室腔和左室流出道不存在梗阻，二尖瓣前叶收缩期没有前向运动。
- 肥厚型心肌病的遗传性：是一种单基因遗传、具有不完全外显率和可变的个体表型表达的家族性心肌病。目前报道已有超过 25 种基因、1500 多种突变与本病相关。50%～55% 的肥厚型心肌病患者有家族遗传史，主要遗传方式为常染色体显性遗传，大约 60% 的肥厚型心肌病成年患者可检测到明确的致病基因突变，其中，40%～60% 为编码肌小节结构蛋白的基因突变。目前，大多数人群中肥厚型心肌病主要致病基因有 6 个：*MYBPC3*、*MYH7*、*TNNI3*、*TNNT2*、*TPM1*、*PRKAG2*，对这些致病率高的基因进行检测，肥厚型心肌病阳性率可以达到 70% 以上，这些基因的突变位点大体上可以预测临床预后。最新的美国心脏病学会基金会（American College of Cardiology Foundation，ACCF）、美国心脏病学会（American College of Cardiology，ACC）有关指南推荐对肥厚型心肌病患者进行致病基因检测，有助于疾病的确诊和家系成员中患者的早期诊断。通过基因检测分析，明确该患者突变基因为 *TTN*，并锁定该致病基因的突变位点。*TTN* 是肌联蛋白的编码基因，是一种重要组织结构的蛋白编码基因，主要在心肌、骨骼肌中表达，是横纹肌细胞内肌小节结构中最大的分子，起着调节肌小节长度和弹性的重要生理功能。该基因突变可导致肥厚型心肌病和扩张型心肌病等多种心肌疾病，致病的突变类型主要为截断变异。进一步对其家系中其他成员进行一代验证，明确了致病基因的携带者，有助于家系其他成员中肥厚型心肌病患者及携带者的早期诊断。

【病例启示】

- 心电图的非特异性表现：肥厚型心肌病患者常见的心电图表现为广泛的 ST-T 改变，但影响 ST-T 改变的因素很多，不能只依靠这一个检查进行诊断，且本例患者未出现肥厚型心肌病常见的心电图表现。

- 临床不典型肥厚型心肌病：患者临床表现多种多样，可有心悸、胸闷、气短、心前区疼痛、乏力、心律失常、劳力性呼吸困难及一过性晕厥等，大多数肥厚型心肌病患者无明显临床表现，只有心室壁肥厚到一定程度、左室流出道梗阻比较严重、出现明显的血流动力学异常、心电图出现明显心律失常时，才会出现典型的临床表现。因此，临床上常常容易漏诊和误诊。

- 超声心动图检查的重要性：超声心动图检查可以多切面、实时观察心脏的结构、运动、血流分布等，直观探查和测量肥厚型心肌病患者室壁肥厚的部位、肥厚程度、有无左室流出道梗阻、心腔内血流分布、心功能等异常情况，并能明确肥厚的类型，是诊断肥厚型心肌病的重要检查方法。因此，超声心动图是目前临床上唯一能够直观、快速、定性、定量的最佳诊断工具。

- 基因检测的必要性：基因检测是诊断肥厚型心肌病的金标准，主要用于先证者疾病的确诊、家系成员中患者的早期诊断及明确致病基因携带者。但国内各级医院由于实验室条件的限制、检测费用相对昂贵等因素，目前多处于科研阶段，临床上尚未普及。

作者：纳丽莎，陈茜
单位：宁夏医科大学总医院

病例 9
肥厚型心肌病：家族性改变及 10 年的演变

【病史、体征及相关检查】

患者，女性，27 岁。

主诉：间断乏力 19 年，伴胸闷、憋气 1 年，加重 11 天。

现病史：患者于 2000 年上体育课时出现精神不振，间断乏力。外院超声心动图提示"非梗阻性肥厚型心肌病（Maron Ⅱ型）"。患者于 2018 年出现反复劳累或受凉后出现咳嗽、咳黄色黏痰，爬 1 层楼即出现胸闷憋气、夜间不能平卧、双下肢水肿。服用酒石酸美托洛尔、培哚普利、单硝酸异山梨酯缓释片、盐酸曲美他嗪、呋塞米等症状好转。11 天前再次出现上述不适，伴夜间阵发性呼吸困难，端坐位。近 20 小时内无尿，体重近 10 天内上升 7 kg。

家族史：患者母亲有梗阻性肥厚型心肌病。

体格检查：体温 36 ℃，血压 90/63 mmHg。神志清，精神弱，半卧位，口唇发绀，颈静脉充盈。双肺呼吸音清，未闻及干湿性啰音。心界扩大，心尖冲动位置偏左，心率 84 次 / 分，主、肺动脉瓣听诊区第二心音分裂，各瓣膜区未闻及病理性杂音。肝下缘肋下 2 cm，脾未触及，双下肢非可凹性水肿。

辅助检查

➢ 血常规：白细胞及中性分类升高，心梗指标升高（肌钙蛋白 cTnI 为 5.6 ng/mL，BNP > 5000 pg/mL）。

➢ 肾功能异常：Urea 17.89 mmol/L，Cr 108.1 μmol/L，UA 1127 μmol/L，Na 125 mmol/L。

➢ 肝功能异常：ALT 1102 IU/L，AST 1285 IU/L，TBIL 为 65.24 μmol/L，DBIL 37.21 μmol/L，凝血功能紊乱。

➢ 心电图：近 10 年演变过程中出现窦性心动过缓，Ⅰ度房室传导阻滞，室内传导阻滞，双心房肥大，双心室肥大，肢体导联低电压，Ⅱ、Ⅲ、aVF 导联异常 Q 波等。

【超声心动图】

※ 患者近 10 年改变

■ 1995 年：室间隔明显增厚，约为 23 mm，左心室后壁正常范围，各房室内径正常范围，心功能尚正常，EF 为 67%。

- 2002—2015 年：室间隔逐渐变薄至 15 mm，左心室后壁在正常范围，左心房逐渐扩大至 52 mm，左心室逐渐扩大至 61 mm，右心房为 48 mm，右心室正常范围；EF 逐渐下降至 32%，左心室舒张功能减低；各瓣膜少量反流，肺动脉压轻度升高。

※ **本次超声心动图表现**

- 左室长轴切面：室间隔增厚，最厚处为 19 mm，左心室扩大，舒张末径为 60 mm，左心室后壁基底段向外扩张，二尖瓣 SAM 征阴性，右室壁为 9.5 mm，左心房扩大，前后径为 49 mm（图 2-9-1）。

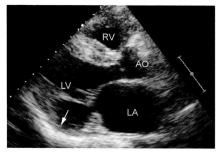

左室长轴切面见室间隔增厚，左心室扩大，左心室后壁基底段向外扩张（箭头）

图 2-9-1 室间隔增厚，左心室扩大

- 左室短轴切面：二尖瓣水平左室短轴切面室间隔明显增厚，前壁及前侧壁稍厚，厚度为 12.5 mm；左室下壁厚度正常，为 10 mm（图 2-9-2）；乳头肌水平左室短轴切面室间隔明显增厚，前壁及前侧壁稍厚，厚度为 12.5 mm；左室下壁厚度正常，为 10 mm（图 2-9-3）。

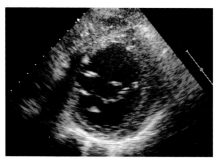

室间隔明显增厚，前壁及前侧壁稍厚，左心室下壁厚度正常

图 2-9-2 二尖瓣水平左室短轴切面

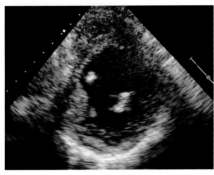

室间隔明显增厚，前壁及前侧壁稍厚，左心室下壁厚度正常

图 2-9-3　乳头肌水平左室短轴切面

- 心尖四腔心切面：室间隔增厚；全心扩大，室壁运动减低，EF 为 37%；二尖瓣口脉冲及组织多普勒 E/A > 2，E/E' 为 19（图 2-9-4）；CDFI：房室瓣无明显反流信号。

※ 患者母亲超声心动图表现

- 胸骨旁长轴切面：室间隔明显增厚，室间隔最厚处为 19 mm，左心房增大，左房前后径为 41 mm，左心室腔内径正常范围，左心室舒张末径为 44 mm，右室壁稍厚（图 2-9-5）；M 型二尖瓣前叶 SAM 征阳性（图 2-9-6）；心室 M 型测量 EF 为 70%。

- 左室短轴切面：室间隔明显增厚，左室前壁、侧壁、下壁厚度基本正常范围（图 2-9-7）。

- 心尖四腔心切面：室间隔中间段明显增厚，二尖瓣前叶 SAM 征阳性（图 2-9-8），TAPSE 为 14 mm（图 2-9-9）；CDFI：二尖瓣见少量反流信号。

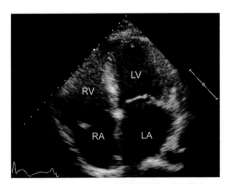

室间隔增厚，全心扩大

图 2-9-4　心尖四腔心切面

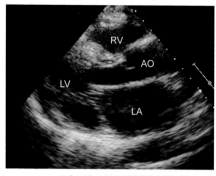

心尖四腔心切面见室间隔明显增厚，左心房增大

图 2-9-5 室间隔增厚

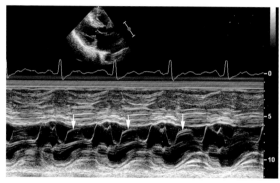

M 型二尖瓣前叶 SAM 征阳性（箭头）

图 2-9-6 SAM 征

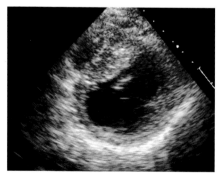

左室短轴切面见室间隔明显增厚，余室壁厚度基本正常

图 2-9-7 室间隔明显增厚

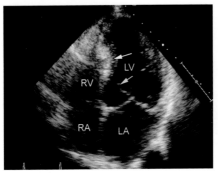

收缩期二尖瓣前叶 SAM 征阳性（箭头）

图 2-9-8　SAM 征

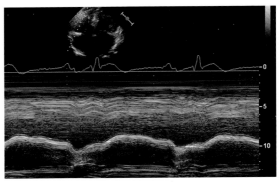

心尖四腔心切面 TAPSE 为 14 mm

图 2-9-9　右心收缩功能减低

【超声心动图提示】

- 非梗阻性肥厚型心肌病（近 10 年室间隔厚度逐渐变薄）；
- 左心房及左心室逐渐扩大；
- 二尖瓣反流（轻度）；
- 左心室收缩功能减低。

【鉴别诊断】

- 高血压性心肌肥厚：有高血压病史，早期可引起心肌重塑向心性肥厚，最后容量负荷增加引起离心性肥厚，并于进展期逐渐出现舒张、收缩功能减退。本病以室间隔与左心室后壁一致性对称性增厚为主，增厚程度较轻，一般不超过 15 mm，当心肌厚度 ≥ 25 mm 时，诊断为"高血压合并肥厚型心肌病"。

- 主动脉瓣狭窄：本病与肥厚型心肌病的临床症状及心电图表现有较多相似之处，由于左心室压力负荷过度，可继发性引起室壁增厚。但本病肥厚多为对称性，肥厚程度较轻，超声心动图可找到原发病及病因，明确主动脉瓣病变。

- 扩张型心肌病：起病缓慢，症状以充血性心力衰竭为主，表现为心脏明显扩大、左室流出道扩张、室间隔及左室壁运动普遍减低，即排除其他特异性原因方可作出诊断。本患者既往有肥厚型心肌病病史，近 10 年来，超声显示心肌由厚变薄的演变过程，可以排除此病。

【影像结果】

- 胸部 X 线（2015 年）：心影增大、两侧胸腔少量积液、心功能不全可能。

- 冠状动脉造影（2014 年）：未见明显异常。

- 左心室造影：左心室扩大，后壁局限性向外膨出，前壁、心尖部运动减弱，二尖瓣反流，未见主动脉瓣跨瓣压差，左心室舒张末压为 18 mmHg，LVEF 约为 46%（图 2-9-10）。

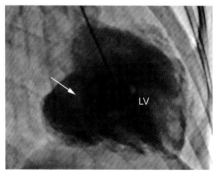

左心室前壁、心尖部运动减弱，可见二尖瓣反流（箭头），
未见主动脉瓣跨瓣压差，左心室舒张末压为 18 mmHg，LVEF 约为 46%

图 2-9-10 左心室造影

【入院后治疗及转归】

继续抗心力衰竭治疗、加强利尿、缓慢补钠。次日晨起后患者出现胸闷、心悸、大汗、四肢厥冷、不可平卧，测不到血压，指尖血氧饱和度下降，心电监护显示室颤，经抢救无效死亡。

【最终诊断】

- 非梗阻性肥厚型心肌病的扩张期改变；
- 慢性心力衰竭，NYHA Ⅳ级；
- 心律失常、阵发性心房颤动、Ⅰ度房室传导阻滞、室内传导阻滞。

【分析讨论与病例思考】

- 肥厚型心肌病：为一种常见的具有遗传特性的心肌病。主要表现为室壁增厚，心室腔相对较小，心室的收缩活动较正常者更强，常伴有舒张功能障碍。肥厚型心肌病的全球人群患病率为 0.2%～0.5%，年死亡率为 1%，就诊的患者为冰山一角，大多数患者无临床症状也不影响生存期。约 1/4 的肥厚型心肌病患者存在左室流出道梗阻。肥厚型心肌病可见于任何年龄段，是青少年和运动员心源性猝死的最常见原因之一。

- 临床表现：90% 患者临床表现有呼吸困难、劳累后气急、昏厥、头晕及活动后心绞痛，与主动脉瓣狭窄类似。约 10% 患者因阵发性或持续性心房颤动引起心悸或体循环栓塞。晚期则出现充血性心力衰竭、端坐呼吸和肺水肿，特异性体征为胸骨左缘下部或心尖区可听到收缩中期喷射性杂音，传导至心底部，常伴有震颤。

- 2014 年 ESC 发布的成年人肥厚型心肌病诊断标准：任意成像手段（超声心动图、心脏 MRI 或 CT）检测显示，并非完全因心脏负荷异常引起的左室心肌某节段或多个节段室壁厚度 ≥ 15 mm。遗传或非遗传疾病可能表现出来的室壁增厚程度稍弱（13～14 mm），对于这部分患者，需要评估其他特征以诊断是否为肥厚型心肌病，评估内容包括家族遗传病病史、非心脏性症状和迹象、心电图异常、实验室检查和多模式心脏成像。对于儿童患者，诊断肥厚型心肌病需要保证左室壁厚度 ≥ 预测平均值 + 2SD。对于伴有高血压的老年患者，诊断肥厚型心肌病要谨慎，一般在检测到肌小节基因突变或左心室壁厚度 ≥ 25 mm，或左室流出道梗阻出现二尖瓣 SAM 征时方能确诊。对于肥厚型心肌病患者的一级亲属，若心脏成像（超声心动图、心脏 MRI 或 CT）检测发现无其他已知原因的左室壁某节段或多个节段厚度 ≥ 13 mm，即可确诊肥厚型心肌病。遗传性肥厚型心肌病的家族成员，任何异常（如心肌多普勒成像和应变成像异常、不完全二尖瓣收缩期前移或延长和乳头肌异常），尤其是心电图异常都会大大增加该患者诊断为肥厚型心肌病的可能性，可视为肥厚型心肌病的早期或温和表现。

- 基因筛查：准确度为 99.9%，敏感度为 50%～70%，是肥厚型心肌病诊断的金标准。携带"恶性突变"的肥厚型心肌病患者的预后较差、死亡率高。

- 演变：肥厚型心肌病的成年患者心脏结构很少出现明显变化，4.7%～4.9% 的极少数患者逐渐发生左室腔扩大、室壁变薄及收缩功能明显减低，演变为扩张的低收缩性心肌病，即扩张期肥厚型心肌病（dilated-phase hypertrophic cardiomyopathy，DPHCM）。

- DPHCM 的发病机制：心肌肥厚耗氧量增加，同时引起交感神经兴奋，循环中儿茶酚胺水平增高，导致心肌纤维化。肥厚型心肌病冠状动脉分布于心肌内的小血管多有管壁增厚和管腔狭窄，同时因心肌肥厚导致毛细血管密度减低，心肌缺血，进一步加重心肌纤维化。肥厚型心肌病终末期改变，可保持典型的病理特征，即心肌细胞粗大、排列紊乱，同时又可发现心肌内血管内膜增厚、管腔狭窄、部分闭塞，与典型肥厚型心肌病不同之处在于心肌纤维化非常突出。此外，由于 60% 的 DPHCM 患者有肥厚型心肌病家族史，遗传因素也是主要原因之一。

- DPHCM 的预测因素：包括发病时年龄、心室壁最大厚度与后壁厚度、演变 DPHCM 前存在室内阻滞。本例患者发病时年仅 8 岁，室间隔明显增厚，达 23 mm，心电图显示为室内传导阻滞均为高危因素。而其母亲 SAM 征阳性，成年后并未向扩张期演变，提示流出道狭窄与是否演变并无明确关系。

【病例启示】

- 综合评估的重要性：肥厚型心肌病一旦演变为 DPHCM，病情将急转而下，1～2 年后常因心力衰竭而死亡，部分患者可发生猝死，预后极差。因此，对于临床稳定的患者，建议定期进行临床评估，包括 12 导联心电图、超声心动图、48 小时动态心电图监测、症状限制性运动试验、心肺运动功能试验、心脏 MRI 等检查，而病情进展者更应紧密随访。对于年龄 ≥ 16 周岁的肥厚型心肌病患者，可采用肥厚型心肌病心源性猝死风险预测模型评估 5 年后心源性猝死的风险。

- 猝死的预防：对于因室性心律失常发生晕厥、血流动力学异常、心搏骤停的幸存者，且预期寿命＞1年，建议植入除颤起搏器预防猝死。

作者：王嘉莉，李爱莉
单位：中日友好医院

病例 10

肥厚型心肌病：左心室中部梗阻合并心尖室壁瘤肥厚型心肌病的超声与磁共振分析

【病史、体征及相关检查】

患者，女性，28 岁。

主诉：头晕和胸痛 1 月余。

现病史：患者 1 个月前出现头晕和胸痛。于当地医院体检发现心电图异常前来就诊。无高血压、糖尿病病史。

体格检查：心律齐，未闻及病理性杂音。

辅助检查：心电图及 24 小时动态心电图提示 ST-T 改变，异常 Q 波形成（图 2-10-1）。12 导联同步动态心电图报告：①窦性心律；②房性期前收缩；③室性期前收缩；④ ST-T 改变；⑤异常 Q 波。

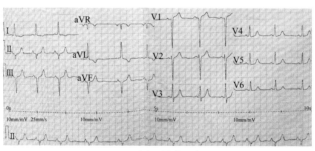

ST-T 改变，异常 Q 波

图 2-10-1 心电图

【超声心动图】

■ 胸骨旁左室长轴切面：左室壁非对称性增厚，以左心室中部心肌肥厚为主，室间隔呈梭形肥厚，最厚处约为 20 mm，左心室后壁不厚（图 2-10-2）。

■ 左室中部短轴切面：左室壁明显增厚（图 2-10-3）。

■ 左室心尖部短轴切面：仅前壁增厚，余处室壁相对较薄，运动尚好（图 2-10-4）。

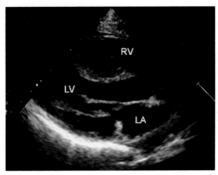

胸骨旁左室长轴切面显示左室壁非对称性增厚，以左心室中部心肌肥厚为主

图 2-10-2　室间隔肥厚

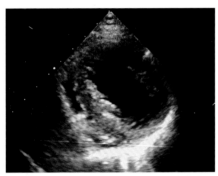

左心室中部短轴切面显示左室壁明显增厚

图 2-10-3　左室壁肥厚

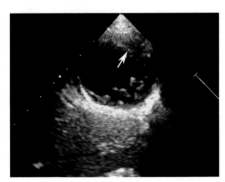

左室心尖部短轴切面见左心室前壁增厚（箭头）

图 2-10-4　前壁增厚

- 心尖四腔心切面：室间隔和侧壁中间段室壁明显增厚，最厚处约为20 mm，基底段壁厚度基本正常，心尖部左室壁厚度相对较薄，局部向外膨出，运动及增厚率尚可（图2-10-5）；CDFI：左心室中部血流明显加快，呈花彩血流信号（图2-10-6）；CW：左室中部血流速度明显增快，V_{max}为398 cm/s，PG为63 mmHg，峰值后移（图2-10-7）。
- 心尖两腔心、三腔心及五腔心切面：室间隔和侧壁中间段室壁明显增厚。

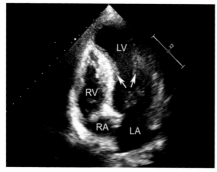

心尖四腔心切面见室间隔和侧壁中间段室壁明显增厚（箭头），心尖部左室壁厚度相对较薄，局部向外膨出

图2-10-5　左心室中部肥厚

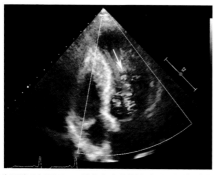

心尖四腔心切面CDFI见左心室中部血流明显加快（箭头），心尖部左室壁厚度相对较薄，局部向外膨出

图2-10-6　左室中部血流明显加快

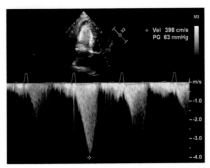

心尖四腔心切面 CW 探及左心室中部血流速度明显增快，峰值后移

图 2-10-7　左心室中部血流速度明显增快

【超声心动图提示】

- 肥厚型心肌病；
- 左心室中部梗阻；
- 左室心尖部室壁瘤形成。

【心脏 MRI】

- 心脏 MRI：左室心肌肥厚，以左心室中部前壁、室间隔、前侧壁及下壁显著，收缩期左室中部明显狭窄，左室心尖部瘤样膨出（图 2-10-8 ～图 2-10-10）。
- 心肌灌注成像：各节段未见灌注延迟及灌注缺损。
- 心肌活性扫描：左心室基底段前间隔壁心肌内见片状延迟强化。

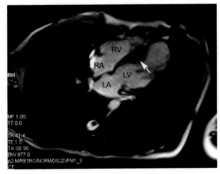

心脏横断面显示四腔心切面左心室中部心肌明显肥厚，

以室间隔肥厚为明显（箭头），左室心尖部瘤样膨出

图 2-10-8　心脏 MRI

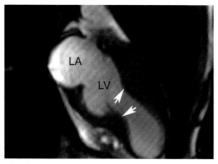

心脏矢状面显示两腔心切面左心室中部心肌明显肥厚，
以前壁及下壁肥厚为明显（箭头），左室心尖部瘤样膨出

图 2-10-9　心脏 MRI

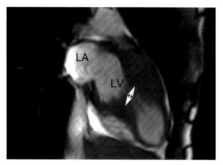

心脏矢状面显示两腔心切面收缩期左心室中部明显狭窄（双箭头），
左室心尖部瘤样膨出

图 2-10-10　心脏 MRI

【分析讨论】

- 左心室中部梗阻：左心室中部梗阻性肥厚型心肌病是肥厚型心肌病较少见的亚型之一，其患病率相对较低，但常伴有不良预后。本例患者超声心动图及心脏 MRI 均显示左心室中部心肌明显肥厚，收缩期左心室中部心腔狭窄。超声多普勒探及左心室中部心腔高速血流，表现典型。

- 合并心尖室壁瘤形成：左心室中部梗阻性肥厚型心肌病患者合并心尖室壁瘤概率（17.9%）远高于肥厚型心肌病人群总概率（2.2%）。部分学者认为该型患者心尖室壁瘤是由左心室中部梗阻及收缩期心室腔压力升高导致心尖区压力负荷过重。镜下组织学证实，冠状动脉微循环结构的特征性改变，如肌壁间冠状动脉管壁增厚、管腔狭窄，导致冠状动脉储备能力下降及心肌缺血，进而导致心肌细胞坏死、心尖室壁瘤形成。由于室壁瘤的心肌纤维化及其周边瘢痕部位为心律失常的起源部位，更易发生非持续性室性心动过速等心律失常，从而发生猝死。因此，中部梗阻性肥厚型心肌病患者采取合理的治疗措施十分必要。

【病例启示】

■ 该病例为左心室中部梗阻性肥厚型心肌病，应注意与左室流出道梗阻的心肌病进行鉴别。

■ 左心室中部梗阻性肥厚型心肌病合并心尖室壁瘤的概率较高，应早期识别，及时采取有效的治疗措施。

作者：谢谨捷，杨娅
单位：首都医科大学附属北京安贞医院超声心动图一部

病例 11
肥厚型心肌病：超声心动图助力梗阻性肥厚型心肌病化学消融治疗

【病史、体征及相关检查】

患者，男性，39 岁。

主诉：间断劳力性呼吸困难 3 年，突发晕厥 2 次。

现病史：患者于 2016 年开始出现活动后胸闷、气短，曾因"突发晕厥"住院。外院超声心动图提示"肥厚型心肌病"，具体治疗不详。

既往史：既往有消化道溃疡病史 5 年，有冠心病家族史。

体格检查：血压 140/90 mmHg。神清，精神可。全身皮肤未见水肿，浅表淋巴结未触及肿大。双肺呼吸音清，未闻及明显干湿　音。心界不大，胸骨左缘第 3 ～ 4 肋间可闻及 3/6 级收缩期心脏杂音，各瓣膜听诊区未闻及心包摩擦音。腹平软，无包块，无压痛、反跳痛、肌紧张，肝、脾肋下未触及。双下肢无水肿。

辅助检查

➢ 血常规及生化检查：无特殊。

➢ 心电图：偶发期前收缩，V1-V6 导联 T 波倒置。

【超声心动图】

■ 胸骨旁左室长轴切面：左室壁非对称性肥厚，以室间隔肥厚为主，基底段厚约为 20 mm，中间段为 20 mm，左心室侧壁基底段后为 13.1 mm，后壁厚为 11.3 mm，左室心尖厚为 13 mm，心肌回声不均匀，运动幅度尚可，活动僵硬（图 2-11-1）；M 型超声：收缩期二尖瓣前叶运动曲线 C-D 段前移，即 SAM 征阳性。

■ 心尖五腔心切面：室间隔明显增厚；CDFI：左室流出道呈五彩镶嵌花色血流信号；静息状态 CW：左室流出道最大瞬时流速和压差增大（V_{max} 为 302 cm/s，PG 为 36 mmHg），频谱峰值后移（图 2-11-2）；Valsalva 试验后心尖五腔心切面 CW：左室流出道峰值流速为 450 cm/s，压差为 81 mmHg（图 2-11-3）。

【超声心动图提示】

非对称性肥厚型梗阻性心肌病。

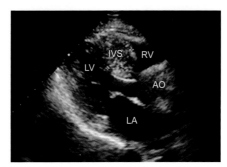

胸骨旁左室长轴切面显示室间隔显著增厚，厚度为 20 mm

图 2-11-1　室间隔肥厚

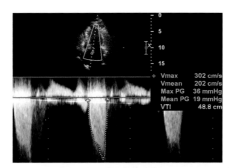

心尖五腔心切面 CW 显示左室流出道峰值流速为 302 cm/s，压差为 36 mmHg

图 2-11-2　左室流出道速度增快

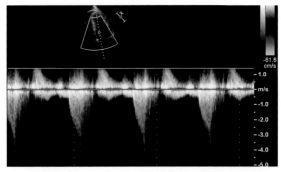

Valsalva 试验后心尖五腔心切面 CW 显示左室流出道峰值流速 450 cm/s，

压差为 81 mmHg

图 2-11-3　左室流出道速度增快

【冠状动脉造影】

冠状动脉为左优势型，左主干分叉处轻微狭窄，左前降支、回旋支及右冠状动脉未见明显狭窄。

【鉴别诊断】

- 冠心病：主要表现为间断劳力性呼吸困难，符合冠心病的特点，但是患者行冠状动脉 CTA 检查未见明显异常，可基本排除冠心病。
- 主动脉瓣狭窄：经超声心动图可发现主动脉瓣病变，该患者主动脉瓣超声检查未见明显异常，可基本排除。

【治疗经过】

入院后行经皮室间隔心肌消融术，又称经冠状动脉间隔肥厚心肌消融术（transcoronary ablation of septum hypertrophy，TASH）。即通过导丝将封闭球囊送入支配拟消融心肌的动脉血管内，注射造影剂观察该动脉血流分布区域及有无造影剂通过侧支血管进入前降支或其他血管，将球囊送至该血管内，使其充盈封闭管腔。

【术中超声心动图】

术中超声心动图即刻观察 LVOT-PG 变化，帮助术者确定消融靶血管，如流出道压力阶差有下降，说明阻塞该血管血流对治疗有效，随即将 96%～99% 无水乙醇缓慢注入，使其产生化学性闭塞，从而导致该部分室间隔心肌缺血坏死，心肌收缩力下降或丧失，降低左室流出道梗阻，缓解症状。

【术后超声心动图】

- 术后 3 天复查：患者经皮室间隔心肌消融术治疗后 3 天复查超声心动图左室流出道最大瞬时流速为 186 cm/s，压差为 14 mmHg（图 2-11-4）。
- 术后半年复查：经皮室间隔心肌消融术治疗后半年门诊随访，患者劳力性呼吸困难明显改善，未发生晕厥。复查超声心动图左室流出道最大瞬时流速为 160 cm/s，压差为 10 mmHg（图 2-11-5）。

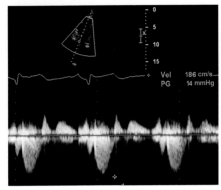

经皮室间隔心肌消融术后 3 天复查超声心动图心尖五腔心切面，
CW 测左室流出道峰值流速为 186 cm/s

图 2-11-4 非对称性梗阻性肥厚型心肌病

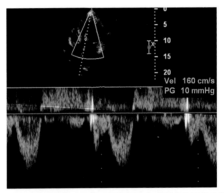

经皮室间隔心肌消融术后 6 个月复查超声心动图心尖五腔心切面，
CW 测左室流出道峰值流速为 160 cm/s

图 2-11-5 非对称性梗阻性肥厚型心肌病

【分析讨论】

- 梗阻性肥厚型心肌病：是以室间隔非对称性肥厚伴有二尖瓣 SAM 征引起左室流出道梗阻为主要特征的常染色体显性遗传性疾病。梗阻性肥厚型心肌病的临床表现亦多种多样，大多数患者可无症状或症状较轻，气短和心绞痛是最常见的症状之一。此外，患者还可出现乏力、晕厥、心悸、夜间阵发性呼吸困难及猝死等。

- 左室流出道梗阻：是引起肥厚型心肌病患者症状的主要原因，有些患者在静息状态下没有梗阻，但使用 Valsalva 动作、亚硝酸戊酯、异丙肾上腺素及运动等方法可激发左室流出道梗阻。因此，梗阻性肥厚型心肌病可进一步分为静息型和激发型。目前，对于梗阻性肥厚型心肌病患者有多种治疗方法，包括药物治疗、房室顺序起搏、心肌部分切除术及酒精间隔消融术。

- 经皮室间隔心肌消融术：是在常规经皮冠状动脉造影术的基础上将96%的乙醇注入左冠状动脉前降支位于室间隔的最近侧分支，人为地造成局部心肌梗死，以减轻左室流出道梗阻的一种介入治疗方法。1995年Sigwart等首次报道了采用经导管心肌消融术治疗梗阻性肥厚型心肌病，术后患者的血流动力学和临床症状明显改善。2003年ACC和ESC共同指出：经皮室间隔肥厚心肌消融术是治疗难治性梗阻性肥厚型心肌病的有效手段。目前在临床上得到了越来越广泛的应用。对于药物治疗后LVOT-PG $\geqslant$ 50 mmHg（静息或激发状态下）的患者，需要考虑进行手术或经皮室间隔肥厚心肌消融术治疗，经皮室间隔肥厚心肌消融术的治疗目标为LVOT-PG降幅 $\geqslant$ 50 mmHg或LVOT-PG < 30 mmHg。近年来，将心肌声学造影引入治疗过程，利于指导对靶血管的选择，通过将超声造影剂快速注入靶血管，可以即时、清晰地显示拟消融动脉所支配的心肌图像，确定梗阻的部位及范围，明确靶血管与消融心肌之间的关系，可降低乙醇通过侧支血管造成非目标心肌梗死的风险。

【病例启示】

- 超声心动图的价值：超声心动图是肥厚型心肌病的首要诊断手段，超声心动图检查获取的室壁厚度、左室流出道梗阻程度、压力阶差、二尖瓣情况及心脏功能等关键参数，有助于术前筛选适宜的患者，协助术中鉴别合适的靶血管，以及术后随访观察手术效果，对肥厚型心肌病治疗策略的选择发挥重要的指导作用。

- 治疗方式的选择：根据临床症状和梗阻部位峰值压差决定。对于静息状态梗阻部位峰值压差 < 50 mmHg的患者，如无临床症状，需要每年进行超声心动图复查；如有临床症状则需进行负荷试验。当负荷试验梗阻部位峰值压差仍 < 50 mmHg，可选择药物治疗；当负荷试验梗阻部位峰值压差 $\geqslant$ 50 mmHg，需要选择介入或外科治疗缓解梗阻。对于无临床症状且静息梗阻部位峰值压差 $\geqslant$ 50 mmHg，需要选择介入或外科治疗缓解梗阻。本例患者有明显的临床症状且有晕厥病史，静息状态梗

阻部位峰值压差 < 50 mmHg，负荷状态压差 ≥ 50 mmHg，因而选择介入治疗缓解梗阻。

作者：杨娅，苏瑞娟，马宁

单位：首都医科大学附属安贞医院超声心动图一部，首都医科大学附属北京儿童医院

病例 12
肥厚型心肌病：非对称性梗阻性肥厚型心肌病及左室流出道疏通术

【病史、体征及相关检查】

患者，女性，39岁。

主诉： 反复晕倒，活动后胸痛伴胸闷、气短4年，加重1年。

现病史： 患者于2015年在无明显诱因的情况下突发晕厥，意识丧失，持续数秒钟后恢复意识。平素于活动时出现胸痛伴胸闷、气短，近1年来症状加重。自发病以来，精神、食欲、睡眠可，大小便正常，体重未见明显改变。

既往史： 高血压4年，控制尚可，否认糖尿病、结核、肝炎等病史，无输血史，无药食过敏史，预防接种史正规。

家族史： 患者父母、子女健在，姐姐死于脑出血，自述舅舅患肥厚型心肌病并行经皮室间隔心肌消融术治疗。

个人史： 久居本地，无疫区居住史，无吸烟史、酗酒史。

体格检查： 体温36℃，脉搏80次/分，呼吸20次/分，血压140/85 mmHg。胸骨左缘下段心尖内侧可闻及收缩中晚期喷射性杂音，向心尖传播，伴收缩期震颤。

辅助检查

➤ 心电图：窦性心律，左心室肥大，Ⅱ、aVF、V2-V6导联ST-T段异常，轻度QT间期延长（图2-12-1）。

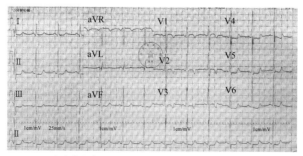

左心室肥大、Ⅱ、aVF、V2-V6导联ST-T段异常

图 2-12-1　心电图

> 胸部 X 线：两肺纹理略增重，心影大，左心缘圆隆
> （图 2-12-2）。

> 冠状动脉造影：冠状动脉未见狭窄。

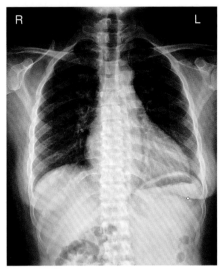

两肺纹理略增重，心影大，左心缘圆隆

图 2-12-2 胸部 X 线

【超声心动图】

■ 左室长轴切面：左心房增大，室间隔与左心室后壁呈非对称性
增厚，室间隔显著肥厚，室间隔基底段厚为 20 mm、中间段厚
为 26 mm、心尖段厚为 15 mm、左心室后壁厚为 13 mm，各
室壁运动尚可，二尖瓣形态正常，收缩期前叶向左室流出道侧
移动，致左室流出道狭窄（图 2-12-3）；CDFI：左室流出道
二尖瓣水平可见花彩湍流血流信号，同时可见室间隔内粗大冠
状动脉血流信号（图 2-12-4）；M 型超声：室间隔与左心室
后壁呈非对称性增厚，室间隔显著肥厚，左心室收缩末期容积
明显减小，约为 19 mL，LVEF 为 79%（图 2-12-5）。

■ 左室短轴切面：左心室基底部、中部及心尖部短轴切面室
间隔与心尖部室壁增厚，左室心尖形态存在（图 2-12-6 ～
图 2-12-8）。

■ 心尖长轴切面：心尖两腔心及四腔心切面见室间隔及心尖部增
厚，以室间隔肥厚为明显，左室心尖形态存在（图 2-12-9 ～

图 2-12-11）；CDFI：左室流出道二尖瓣水平可见花彩湍流血流信号，收缩期二尖瓣可见中量反流信号（图 2-12-12，图 2-12-13），五腔心切面见室间隔显著肥厚（图 2-12-14）；CW：左室流出道最大瞬时流速及压差明显增大，最大瞬时流速为 487 cm/s，最大压差为 94 mmHg，频谱峰值明显后移（图 2-12-15）；CW：收缩期二尖瓣频谱最大流速明显增快，约为 667 cm/s，最大压差为 177 mmHg，左心室压明显增大（图 2-12-16）；二尖瓣频谱及二尖瓣环组织多普勒：E 峰为 140 cm/s，A 峰为 60 cm/s，s' 为 5 cm/s，e' 为 4 cm/s，a' 为 3.7 cm/s，E 峰 /A 峰＞ 2，E/e'＞ 15，左心室舒张功能减低（图 2-12-17，图 2-12-18）。

- 二维斑点追踪牛眼图：左室长轴应变明显减低，以室间隔为著（图 2-12-19）。

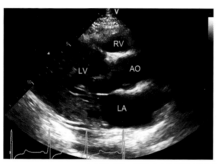

左室长轴切面显示室间隔显著肥厚

图 2-12-3　室间隔肥厚

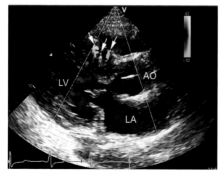

左室长轴切面 CDFI 显示室间隔内粗大冠状动脉血流信号（箭头）

图 2-12-4　肥厚室间隔内血流

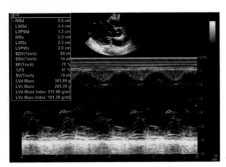

左心室 M 型曲线显示室间隔肥厚，EF 为 79%

图 2-12-5　室间隔肥厚

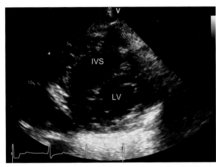

二尖瓣水平左室短轴切面见室间隔明显增厚

图 2-12-6　室间隔肥厚

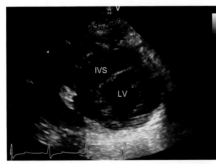

乳头肌水平左室短轴切面显示室间隔明显增厚

图 2-12-7　室间隔肥厚

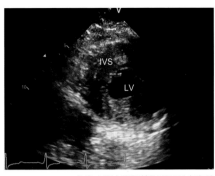

心尖水平左室短轴切面显示左室壁增厚

图 2-12-8 左室壁肥厚

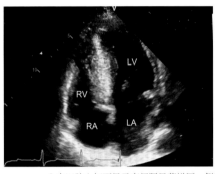

心尖四腔心切面显示室间隔显著增厚，侧壁厚度正常

图 2-12-9 室间隔肥厚

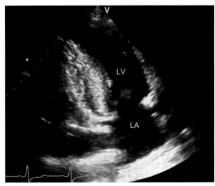

心尖两腔心切面显示左心室下壁稍厚，前壁厚度正常

图 2-12-10 左心室下壁稍厚

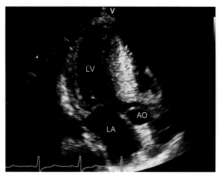

心尖三腔心切面显示室间隔明显肥厚，流出道变窄

图 2-12-11　室间隔肥厚

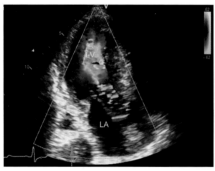

心尖三腔心切面 CDFI 显示流出道血流速度明显增快

图 2-12-12　左室流出道梗阻

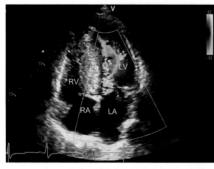

心尖四腔心切面 CDFI 可见二尖瓣少量反流

图 2-12-13　二尖瓣反流

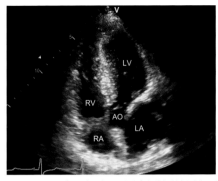

心尖五腔心切面显示室间隔明显肥厚，流出道变窄

图 2-12-14　室间隔肥厚

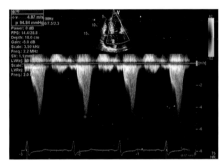

左室流出道频谱显示流出道血流速度明显增快

图 2-12-15　左室流出道梗阻

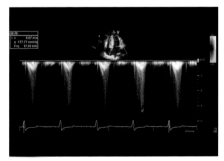

图 2-12-16　二尖瓣反流频谱

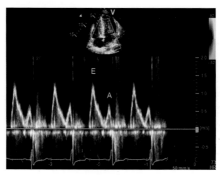

E 峰 /A 峰 > 2

图 2-12-17　二尖瓣频谱

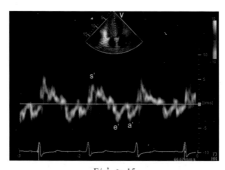

E/e' > 15

图 2-12-18　二尖瓣环组织多普勒

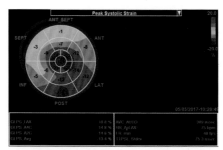

左室长轴应变明显减低，以室间隔为著

图 2-12-19　二维斑点追踪牛眼图

【超声心动图提示】

- 非对称性梗阻性肥厚型心肌病；
- 左心房增大；

- 二尖瓣关闭不全（轻度）；
- 左心室舒张功能减低。

【外科手术】

全麻下行左室流出道疏通术（Morrow 术），手术进行顺利。

【病理】

- 肉眼所见：（室间隔心肌组织）灰褐色组织一块，0.6 cm×0.5 cm×0.3 cm。
- 镜下所见：心肌细胞肥大，肌浆凝聚，纵横交错排列，间质局灶纤维化。

【术后超声心动图随访】

- 术后即刻经食管超声心动图：收缩期二尖瓣房侧见少量反流信号；CW 测左室流出道流速为 185 cm/s。
- 术后 5 天随访经胸超声心动图：左心室非对称性增厚，收缩期二尖瓣房侧见微量反流信号；CW 测左室流出道流速为 178 cm/s。

【分析讨论】

- 临床表现：肥厚型心肌病的临床表现决定于左室流出道有无压力阶差及阶差大小。劳力性呼吸困难、心悸、心前区疼痛等是肥厚型心肌病常见的临床表现，晕厥是梗阻性患者相对特异的临床表现，由于收缩期压力阶差增高，心排出量降低、心室充盈压升高，刺激迷走神经引起反射性晕厥，并发的严重室性心律失常亦可导致晕厥。另外，梗阻性心肌病患者听诊可闻及收缩中晚期喷射性杂音，临床上遇到此类症状的患者，应考虑此病。
- 室间隔心肌内血流：此患者用常规彩色多普勒超声便能清楚显示室间隔心肌内冠状动脉血流，有研究发现肥厚型心肌病患者肥厚心肌内冠状动脉血流量明显增加，这保证了肥厚心肌的能量供应，一方面冠状动脉管径扩张，另一方面冠状动脉内血流加速以增加冠状动脉血流量。但肥厚型心肌病患者往往伴发心肌缺血，说明冠状动脉血流的增加与室壁的厚度不相应，仍不能满足肥厚室壁耗氧量的需求而发生心肌缺血。

■ 心肌应变：心肌应变参数由二维斑点追踪成像技术分析获得，无角度依赖性，不依赖于心室几何学形态，能更准确、敏感地反映心肌的收缩功能。多项基于斑点追踪技术的研究已证实 LVEF 正常的肥厚型心肌病患者左室收缩功能受损，为左室整体和局部心肌收缩功能的评估提供了新方法。本例患者由于心肌肥厚、心腔小，常规超声 LVEF 甚至高于正常人，但是心肌应变牛眼图显示左室收缩功能明显减低，以心肌肥厚部位即室间隔为著。

■ 左室流出道疏通术（Morrow 术）

　　➢ 适应证：对于有明显左室流出道梗阻，药物治疗效果不佳的患者，或部分症状较轻但是出现中 - 重度二尖瓣关闭不全、房颤或左心房明显增大等情况的患者，应考虑外科手术治疗，以预防不可逆的并发症。

　　➢ 手术方式：室间隔心肌切除术包括经典的 Morrow 术和目前应用较多的改良扩大 Morrow 术。经典 Morrow 术切除范围：主动脉瓣环下方 5 mm，右冠状动脉窦中点向左冠状动脉窦方向 10 ～ 12 mm，向心尖方向深达二尖瓣前叶与室间隔碰触位置，切除长约 3 cm 的心肌组织，切除厚度为室间隔基底部厚度的 50%。改良扩大 Morrow 术心肌切除的范围扩大至心尖方向，切除长 5 ～ 7 cm 的心肌组织，包括前、后乳头肌周围的异常肌束和腱索，右侧接近室间隔膜部，左侧至二尖瓣前交界附近，并对除室间隔膜外的部分后间隔和左前侧游离壁肥厚的心室肌进行切除。

　　➢ 围手术期超声检查：对接受手术患者，围手术期推荐行经食管超声心动图检查，以确认左室流出道梗阻机制，指导制定手术策略，评价手术效果和术后并发症。

　　➢ 特殊问题：梗阻性肥厚型心肌病多合并二尖瓣关闭不全，但绝大多数由 SAM 征引起的关闭不全解除梗阻后大多可消除，术前超声检查应关注二尖瓣是否存在器质性病变。另外，对年龄 ≥ 40 岁的患者常规行冠状动脉造影检查，若合并严重冠状动脉病变，建议同时行冠状动脉血运重建治疗。

作者：蒲利红，杨娅
单位：首都医科大学附属北京安贞医院超声心动图一部

病例 13

**肥厚型心肌病：合并冠心病的梗阻性肥厚型
心肌病及外科手术监测、随访**

【病史、体征及相关检查】

患者，男性，47 岁。

主诉：胸闷、气短，伴偶发胸痛 3 年。

现病史：患者于 2016 年在无明显诱因的情况下出现间断性胸闷、胸痛，多于活动过程中出现。外院超声心动图提示"梗阻性肥厚型心肌病不除外"。具体治疗不详。

既往史：高血压病史 10 年，未规律用药（具体不详）。有高血压家族史。

体格检查：血压 145/87 mmHg。神清，精神可。全身皮肤未见水肿，浅表淋巴结未触及肿大。双肺呼吸音清，未闻及明显干湿性啰音。心界不大，胸骨左缘第 3～4 肋间可闻及 3/6 级收缩期心脏杂音，各瓣膜听诊区未闻及心包摩擦音。腹平软，无包块，无压痛、反跳痛、肌紧张，肝、脾肋下未触及。双下肢无水肿。

辅助检查

> 血常规：血红蛋白（HGB）129 g/L。

> 生化检查：甘油三酯（TG）3.16 mmol/L，总胆固醇（TCHO）5.97 mmol/L，高密度脂蛋白（HDL-L）0.89 mmol/L，低密度脂蛋白（LDL-L）3.71 mmol/L。

> 空腹血糖：5.8 mmol/L，肝、肾功能正常。

> 心电图：窦性心律，V1-V5 导联缺血性 ST-T 段电压低，T 波倒置。

【超声心动图】

■ 胸骨旁左室长轴切面：室间隔明显增厚，后壁增厚，左心房扩大（图 2-13-1）；M 型超声：收缩期二尖瓣前叶前向运动，SAM 征阳性。

- 左室短轴切面：乳头肌水平室间隔最厚处约为 23.3 mm，位于主动脉瓣下 21 mm 处，前壁室壁厚为 21.5 mm，侧壁室壁厚为 18.1 mm，后壁室壁厚为 17.5 mm，肥厚心肌运动僵硬（图 2-13-2）。
- 心尖五腔心切面：室间隔明显增厚；CDFI：左室流出道呈五彩镶嵌花色血流信号（图 2-13-3）；CW：左室流出道最大峰值流速和压差明显增大（V_{max} 为 462 cm/s，PG 为 85 mmHg），频谱峰值后移（图 2-13-4）。

【超声心动图提示】

梗阻性肥厚型心肌病。

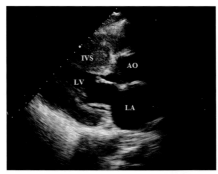

左室长轴切面显示室间隔和左心室后壁均增厚，左心室内径窄小

图 2-13-1 左室壁增厚

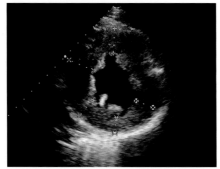

左室短轴切面显示左室壁对称性增厚

图 2-13-2 左室壁增厚

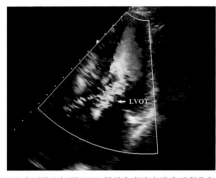

心尖五腔心切面 CDFI 显示左室流出道为五彩花色血流信号（箭头）。

LVOT：左室流出道

图 2-13-3　左室流出道梗阻

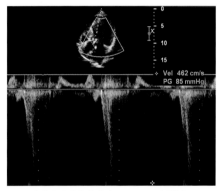

CW 显示左室流出道峰值流速 462 cm/s，压差为 85 mmHg

图 2-13-4　左室流出道

【冠状动脉造影】

冠状动脉为左优势型，左主干分叉处狭窄 40% ～ 50%，左前降支起始处狭窄约 60%，回旋支起始处狭窄 70%，右冠状动脉近段狭窄 55%。

【鉴别诊断】

- 冠心病：与肥厚型心肌病的临床表现及心电图特征有相似之处。如本例患者主要临床症状为胸闷、气短，伴偶发胸痛，心电图亦符合冠心病的特点，行冠状动脉 CTA 检查明确存在冠状动脉狭窄，可确诊冠心病。
- 主动脉瓣狭窄：与肥厚型心肌病的临床症状及心电图表现有较

多相似之处，超声心动图可明确主动脉瓣病变，该患者主动脉瓣超声检查未见明显异常，可基本排除。

- 高血压性心肌肥厚：特征性表现为对称性向心性肥厚，左心室不大，肥厚心肌为均匀低回声，一般厚度不超过 15 mm，可与肥厚型心肌病相鉴别。

【治疗经过】

入院后于心外科行左室流出道疏通术和冠状动脉旁路移植术。术中切开左心室，切除肥厚心肌，尤其是室间隔部位对左室流出道造成梗阻的心肌肥厚部分，使左室流出道通畅。同时进行了冠状动脉旁路移植术。术后给予硝苯地平和普萘洛尔等基础药物治疗。

【术中经食管超声心动图】

- 术中由经食管超声心动图同步监测评估左室流出道及二尖瓣运动情况，指导手术。
- 室间隔切除术后经食管超声心动图检查：室间隔厚度为 12 mm，二尖瓣形态正常，收缩期 SAM 征阴性；CDFI：左室流出道为亮红色血流信号；CW：最大瞬时流速为 201 cm/s，压差为 16 mmHg（图 2-13-5）。
- 证实手术对左室流出道的疏通效果良好。

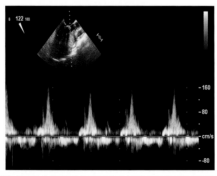

室间隔切除术后经食管超声心动图显示左室流出道速度和压差明显减低

图 2-13-5　术中经食管超声心动图监测

【术后超声心动图】

- 术后 5 天复查：左室流出道疏通术后 5 天复查超声心动图

（图 2-13-6）：室间隔厚度为 11.7 mm，二尖瓣形态正常，收缩期 SAM 征阴性；CW：左室流出道最大瞬时流速为 176 cm/s，压差为 12 mmHg。

- 术后 3 个月随访：左室流出道疏通术后 3 个月门诊随访，患者无不适症状。复查超声心动图：室间隔厚度为 11 mm，二尖瓣形态正常，收缩期 SAM 征阴性；CW：左室流出道最大瞬时流速为 144 cm/s，压差为 8 mmHg（图 2-13-7）。

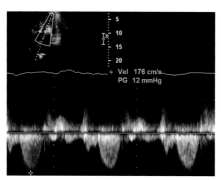

左室流出道疏通术后 5 天复查左室流出道峰值流速为 176 cm/s，
压差为 12 mmHg

图 2-13-6　梗阻性肥厚型心肌病术后 5 天

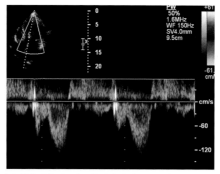

左室流出道疏通术后 3 个月复查左室流出道峰值流速为 144 cm/s

图 2-13-7　梗阻性肥厚型心肌病术后 3 个月

【分析讨论】

- 肥厚型心肌病：指在无明显阻力及容量负荷增加的情况下心肌发生肥厚，通常表现为室间隔非对称肥厚，患病率为 0.04%～0.4%，50% 以上呈家族聚集性，临床表现没有特异性，可有心悸、胸痛、劳力性呼吸困难、心律失常、晕厥、猝死等。ACC 和 ESC 专家共识提出肥厚型心肌病可分为 3 种类型：①梗阻性，安静时压力阶差 ≥ 30 mmHg；②隐匿梗阻性，负荷运动时压力阶差 ≥ 30 mmHg；③非梗阻性，安静和负荷后压力阶差均 < 30 mmHg。

- 遗传性疾病：肥厚型心肌病已证实为常染色体显性遗传病，单一责任等位基因突变即可致病。编码肌小节结构蛋白基因突变与其有关，肌小节由粗、细肌丝构成，编码粗、细肌丝蛋白质的基因突变均可引起肥厚型心肌病。已知主要致病基因包括 5 个编码粗肌丝的基因：肌球蛋白重链基因（MYH7）、肌球蛋白结合蛋白 C 基因（MYBPC3）、肌球蛋白重链基因（MYH6）、必需轻链基因（MYL3）、调控轻链基因（MYL2）。

- 高血压性心肌肥厚呈 3 种特征性表现：①向心性肥厚：以对称性多见，左心室不大，肥厚心肌为均匀低回声，一般厚度不超过 15 mm，可与肥厚型心肌病相鉴别；②不对称性肥厚：约见于 5% 患者，以室间隔为著，可导致左室流出道梗阻，左心室后壁增厚或正常，与肥厚型心肌病鉴别要点为室间隔厚度／左心室后壁厚度 > 1.3，但一般 < 1.5，老年女性多见，常伴心脏瓣膜退行性改变；③离心型肥大：由于长期左心室压力负荷增加、进行性心肌肥大，伴心脏前负荷增加，导致左心室内径扩大，此类型与肥厚型心肌病后期超声心动图难以鉴别，必须结合临床高血压病史方可诊断。

- 合并冠心病：有关肥厚型心肌病合并冠心病的发病率文献报道不一，大致为 20% ～ 30%。二者临床表现、心电图特征有相似之处，易出现误诊和漏诊，临床鉴别诊断常需借助冠状动脉造影。据报道，肥厚型心肌病合并冠心病患者的年死亡率约为 10%，明显高于不伴有冠心病的患者（2.2%），因此，及时、准确地鉴别诊断意义重大。肥厚型心肌病合并冠心病的发病机制尚不清楚，主要与心室肌肥厚、流出道梗阻、肥厚心肌对冠状脉的挤压、心肌耗氧量增加及冠状动脉微血管功能障碍等有关。

- 治疗：目前，肥厚型心肌病的治疗手段主要有药物治疗和非药物治疗。药物治疗为基本常规治疗，常用药物有 β 受体阻滞剂、钙离子拮抗剂等。非药物治疗手段主要有外科的室间隔心肌部分切除术、内科的经皮室间隔心肌消融术及双腔起搏器植入等。肥厚型心肌病的诊断常由超声心动图或心脏 MRI 检查来确定，其治疗手段的选择亦很大程度上取决于超声心动图检查提供的血流动力学的相关数据，故超声心动图检查对本病的诊断和治疗均有很重要的价值和意义。

【病例启示】

- 超声心动图在肥厚型心肌病的诊断、治疗和随访中发挥着重要作用。不论哪一种治疗手段，其选择和实施都需依赖于超声心动图检查获取的相关数据，如室壁厚度、左室流出道梗阻程度、压力阶差、二尖瓣情况及心脏功能等关键参数。
- 同时，超声心动图是评价治疗效果和远期复发的重要检查手段，不论是外科治疗还是介入治疗，术后及用药过程中都必须定期行超声心动图检查，及时了解 LVOT-PG 情况，评价疗效，指导用药。
- 超声心动图确切、无创、快捷、经济、普及的特点，是其他任何检查手段无法替代的。

【学习要点】

- 肥厚型心肌病根据 LVOT-PG 分为梗阻性、隐匿梗阻性及非梗阻性三种类型。超声心动图可明确 LVOT-PG 情况，在肥厚型心肌病的诊断、治疗手法的选择及疗效评价中的作用巨大。
- 高血压性心肌肥厚与肥厚型心肌病的鉴别要点为：前者多为对称性向心性肥厚，左心室不大，肥厚心肌为均匀性低回声，厚度一般不超过 15 mm。
- 肥厚型心肌病可合并冠心病。二者临床表现、心电图特征有相似之处，易出现误诊和漏诊，临床鉴别诊断常需借助冠状动脉造影。
- 左室流出道疏通术中经食管超声心动图同步监测评估 LVOT-PG 及二尖瓣运动情况，可即刻评估手术效果及指导手术。

作者：苏瑞娟，杨娅
单位：首都医科大学附属北京安贞医院超声心动图一部

病例 14
非典型心肌肥厚：左心造影的应用

【病史、体征及相关检查】

患者，男性，28 岁。

主诉：体检发现心电图异常 10 余天。

现病史：患者 10 余天前体检发现心电图异常，无特殊不适。既往体健，否认高血压、冠心病、糖尿病病史，否认烟酒嗜好，否认心肌病家族史。

体格检查：血压 115/70 mmHg，心率 67 次 / 分，心律齐，心前区未闻及杂音、额外心音。

辅助检查：心电图显示Ⅰ、aVF、aVL、V3-V6 导联 T 波倒置，V2-V4 冠状 T 波（图 2-14-1）。

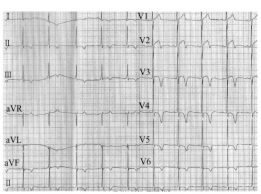

Ⅰ、aVF、aVL、V3-V6 导联 T 波倒置，V2-V4 冠状 T 波

图 2-14-1　心电图

【超声心动图】

- 左室长轴切面：室间隔基底段稍增厚，左心房轻度增大，其余心腔形态大小正常（图 2-14-2）。
- 左室短轴切面：二尖瓣水平、乳头肌水平及心尖水平左室短轴切面显示左心室呈不均匀增厚，后间隔基底段（图 2-14-3）、左心室下壁中下段增厚（图 2-14-4），以左心室后壁近心尖段为著（图 2-14-5），室壁运动基本正常。

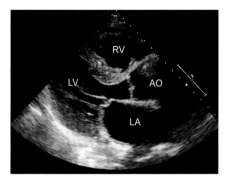

左室长轴切面见室间隔基底段稍增厚

图 2-14-2 室间隔稍增厚

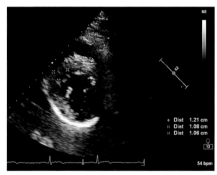

左室短轴二尖瓣水平见后间隔中间段增厚

图 2-14-3 后间隔增厚

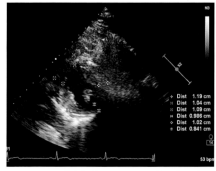

左室短轴乳头肌水平见左心室下壁中下段增厚

图 2-14-4 左心室下壁增厚

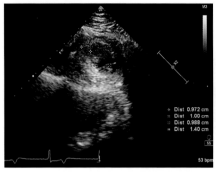

左室短轴近心尖水平见左心室后壁近心尖段增厚

图 2-14-5　左心室后壁增厚

- 心尖切面：心尖四腔心、两腔心及三腔心切面见左心室各壁不均匀增厚，后间隔中间段最厚处为 14 mm（图 2-14-6），左心室下壁中下段最厚处为 13 mm（图 2-14-7），左心室后壁中下段最厚处为 15 mm（图 2-14-8），室壁运动基本正常，各瓣叶形态及结构未见异常。

- 左室短轴切面：二尖瓣水平、乳头肌水平及心尖水平左室短轴切面显示左室壁不均匀性增厚，后间隔基底段略增厚（图 2-14-9），左心室下后壁、侧壁中下段增厚，左心室侧壁最厚处约为 15 mm（图 2-14-10），左心室下壁近心尖段最厚处约为 17.4 mm（图 2-14-11）。

- 心尖切面：心尖四腔心、两腔心及三腔心切面见室间隔中间段增厚，约为 11 mm（图 2-14-12）；左心室下壁中间段增厚，约为 14 mm（图 2-14-13）；左心室后壁中下段增厚，最厚处约为 14 mm（图 2-14-14）。

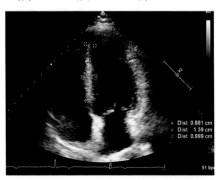

心尖四腔心切面见后间隔中间段增厚，约为 14 mm

图 2-14-6　室间隔增厚

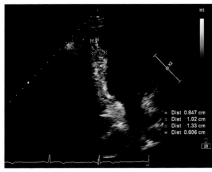

心尖两腔心切面见左心室下壁中下段增厚，约为 13 mm

图 2-14-7　左心室下壁增厚

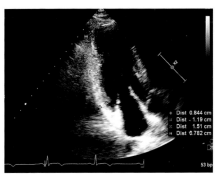

心尖三腔心切面见左心室后壁中下段增厚，约为 15 mm

图 2-14-8　左心室后壁增厚

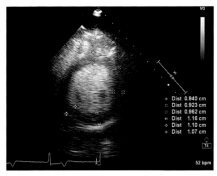

左室短轴二尖瓣水平见左心室后间隔中间段增厚

图 2-14-9　左心室后间隔增厚

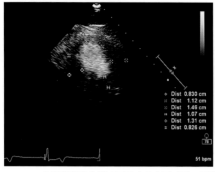

左室短轴乳头肌水平见左心室下后壁、侧壁中间段增厚

图 2-14-10 左室壁不均匀增厚

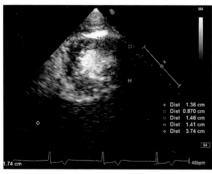

左室短轴近心尖水平见左室心尖段不均匀性肥厚，以下壁为著

图 2-14-11 左室壁不均匀增厚

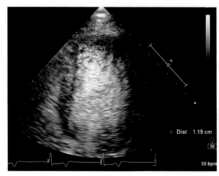

心尖四腔心切面见室间隔增厚，约为 11 mm

图 2-14-12 室间隔增厚

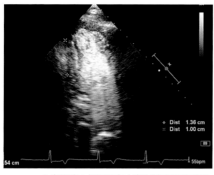

心尖两腔心切面见左心室下壁中下段增厚，约为 14 mm

图 2-14-13　左心室下壁增厚

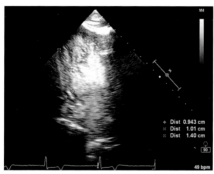

心尖三腔心切面见左心室后壁中下段增厚，约为 14 mm

图 2-14-14　左心室后壁增厚

【超声心动图提示】

- 左室壁非均匀性肥厚；
- 考虑肥厚型心肌病。

【鉴别诊断】

与其他室壁增厚的疾病及运动员心脏相鉴别。

- 高血压性心脏病：高血压是引起左心室肥厚的常见原因之一。心肌逐渐肥厚是左室心肌对高血压的代偿性反应，表现为主动脉增宽、左室心肌肥厚、以左心室壁向心性增厚为主、少数患者室间隔与左心室室壁可呈非对称性增厚、左心室顺应性降低。

- 右室壁肥厚：肺动脉狭窄、法洛四联症、原发性肺动脉高压可导致室间隔于右室壁肥厚，右心室肥厚在肥厚型心肌病中常见，鉴别点是原发疾病的检出。

- 运动员心脏：属于适应性的改变，室壁均匀并轻度增厚（＜14 mm），室腔正常，心功能正常。

【分析讨论】

- 肥厚型心肌病：属于原发性心肌病，表现为左心室的非扩张性肥厚，常伴有心肌纤维排列紊乱，病变以心肌肥厚为主要特征，多数认为是常染色体显性遗传。根据肥厚型心肌病诊断标准：①任何心脏影像学检测手段，包括超声心动图、心脏 MRI 或 CT 等检测左室心肌某节段或多个节段室壁厚度 ≥ 15 mm，且不能单纯用心脏负荷异常引起心肌肥厚解释；②对于室壁轻度增厚（13 ～ 14 mm）的患者，根据其家族史、心外因素、心电图表现、实验室检查及多模式心脏成像明确或排除肥厚型心肌病；③肥厚型心肌病患者的一级亲属，左心室壁某节段或多个节段厚度 ≥ 13 mm，无明确病因的即可确诊。

- 非典型室壁肥厚：本例患者临床症状不典型，心电图显示 I、aVF、aVL、V3-V6 导联 T 波倒置。二维超声及左心室声学造影结果较为一致，室间隔中间段、左心室下后壁中下段尤其是近心尖段室壁非均匀性增厚。超声提示左室壁肥厚（考虑肥厚型心肌病），需要通过随访及基因学结果进行诊断。

- 左心室声学造影的价值：超声心动图是诊断肥厚型心肌病最有意义的检查。左室短轴切面对于心尖肥厚型心肌病的诊断十分重要，在常规扫查中如不显示左室心尖部或心尖部显示欠佳时，十分容易漏诊。常规超声心动图检查心内膜面显示不清又高度怀疑肥厚型心肌病时，左心腔声学造影具有重要的诊断价值。左心腔声学造影可使左心腔显影，清晰的显示心内膜边缘，从而更准确地评估心肌肥厚的部位及程度，有利于肥厚型心肌病的诊断和分型，有利于明确左室流出道有无梗阻及梗阻程度，有利于评价心脏收缩及舒张功能。

【病例启示】

- 左心腔声学造影能清晰显示心内膜的边缘和走行，对心肌厚度的判断有很大帮助。
- 非梗阻型肥厚性心肌病对血流动力影响较小，大多数症状轻微，起病隐匿。

■ 左心室高电压、左心室肥大、ST-T 异常、V2-V6 导联深大倒置 T 波，是肥厚型心肌病较常见的心电图表现。

■ 常规扫查中要注意对左室短轴心尖段的扫查。

作者：刘国文，徐丽媛，蒲丽红，潘宇帆，杨娅

单位：首都医科大学附属安贞医院超声心动图一部

病例 15
心尖肥厚型心肌病漏诊分析：不容忽略的
心电图异常

【病史、体征及相关检查】

患者，男性，52 岁。

主诉：心电图异常 4 年，间断性后背痛 5 个月。

现病史：患者 2015 年于当地体检时行心电图检查显示"Ⅰ、aVL、Ⅱ、Ⅲ、aVF 导联 T 波倒置，V2-V6 导联 T 波深倒，V3-V5 导联 ST 段压低 0.1 ～ 0.2 mV，RV5+SV1=3.9 mV，V3-V6R 波递增不良"（图 2-15-1）。遂行平板运动试验及冠状动脉 CTA 检查，均未见明显异常。患者无特殊不适，未进一步诊断治疗。5 个月前患者出现后背痛，位于肩胛下角，面积约手掌大小，向左肩放射，无胸闷，休息 5 分钟后可自行缓解。之后时有发作，多于爬楼时出现，每次爬 2 层楼即可发作，约每日发作 1 次，性质同前。遂于当地医院再次行心电图检查显示"Ⅰ、aVL、Ⅱ、Ⅲ、aVF 导联 T 波倒置，V2-V6 导联 T 波深倒，V3-V6 导联 ST 段压低 0.1 ～ 0.3 mV，RV5+SV1=3.6 mV，V3-V6R 波递增不良"（图 2-15-2）。现入院治疗，并行超声心动图检查。

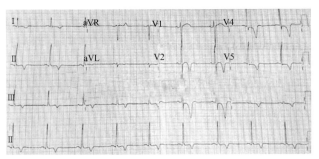

心电轴正常，Ⅰ、aVL、Ⅱ、Ⅲ、aVF 导联 T 波倒置，V2-V6 导联 T 波深倒，V3-V5 导联 ST 段压低 0.1 ～ 0.2 mV，RV5+SV1=3.9 mV，V3-V6R 波递增不良

图 2-15-1　该患者 2015 年心电图

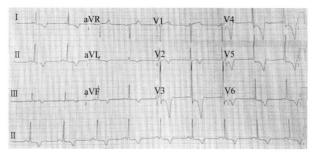

心电轴正常，Ⅰ、aVL、Ⅱ、Ⅲ、aVF 导联 T 波倒置，V2-V6 导联 T 波深倒，V3-V6 导联 ST 段压低 0.1 ~ 0.3 mV，RV5+SV1=3.6 mV，V3-V6R 波递增不良

图 2-15-2　该患者 5 个月前心电图

既往史：既往体健，否认高血压病史，否认结核、肝炎等传染病病史，无手术史及输血史，无药食过敏史，预防接种史不详。

家族史和个人史：否认家族遗传病病史，家族中未见青年猝死病史。出生于北京，无疫区居住史，无吸烟史、酗酒史。

体格检查：体温 36 ℃，心率 60 次 / 分，呼吸 21 次 / 分，血压 120/87 mmHg。心前区无杂音。其他无特殊表现。

【超声心动图】

- 胸骨旁左室长轴切面：左心房增大，室间隔及左心室后壁未见增厚（图 2-15-3）；二尖瓣 M 型超声：未见明显异常（图 2-15-4）。
- 基底段左室短轴切面：室壁厚度及运动未见明显异常（图 2-15-5）。
- 乳头肌水平左室短轴切面：室壁厚度及运动未见明显异常（图 2-15-6）。
- 心尖水平左室短轴切面：左室心尖部心肌明显增厚，各室壁厚分别为左室心尖间隔厚度 15.5 mm、前壁 18.9 mm、侧壁 16.9 mm、后壁 14.9 mm、下壁 17.4 mm、余室壁厚度 12 mm（图 2-15-7）。
- 心尖四腔心切面：左室心尖部心肌增厚（图 2-15-8）。
- 心尖两腔心切面：左室心尖部心肌增厚（图 2-15-9）。
- 心尖三腔心切面：左室心尖部心肌增厚（图 2-15-10）。
- 心尖五腔心切面：左室心尖部心肌增厚；左室流出道 CW：未见明显异常（图 2-15-11）。

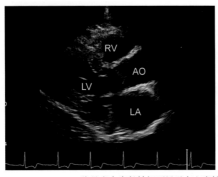

胸骨旁左室长轴切面显示左心房扩大

图 2-15-3　左心房扩大

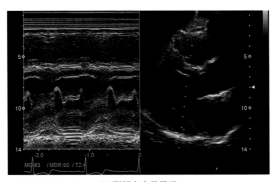

M型超声未见异常

图 2-15-4　二尖瓣

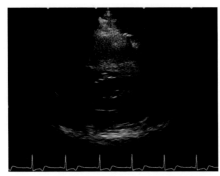

基底段左室短轴切面室壁厚度及运动未见明显异常

图 2-15-5　室壁厚度正常

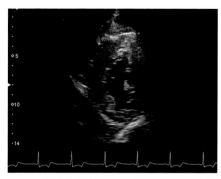

乳头肌水平左室短轴切面室壁厚度及运动未见明显异常

图 2-15-6 室壁厚度正常

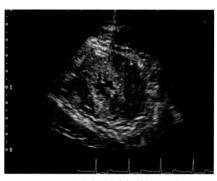

心尖水平左室短轴切面见左室壁明显增厚

图 2-15-7 室壁明显增厚

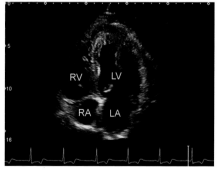

心尖四腔心切面见左室心尖部心肌增厚

图 2-15-8 心尖部心肌增厚

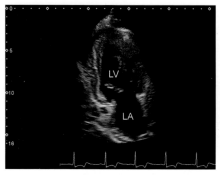

心尖两腔心切面显示左室心尖部心肌增厚

图 2-15-9　心尖部心肌增厚

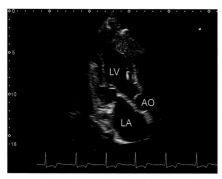

心尖三腔心切面显示左室心尖部心肌增厚

图 2-15-10　心尖部心肌增厚

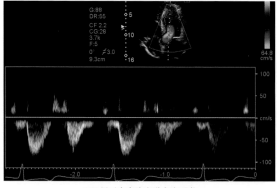

CW 显示左室流出道血流正常

图 2-15-11　左室流出道血流正常

【超声心动图提示】

心尖肥厚型心肌病。

【鉴别诊断】

- 冠心病：该患者突出症状表现为间断性后背痛，与活动有关，符合冠心病的特点，但是患者行冠状动脉 CTA 检查未见明显异常，可基本排除冠心病。
- 主动脉瓣狭窄：经超声心动图可发现主动脉瓣病变，该患者主动脉瓣超声检查未见明显异常，可基本排除。

【最终诊断】

心尖肥厚型心肌病。

【分析讨论】

- 心尖肥厚型心肌病的特征：心尖肥厚型心肌病属于原发性肥厚型心肌病中的特殊类型，其与典型的肥厚型心肌病不同，主要特点是心尖部心肌向心性肥厚。心尖肥厚型心肌病室间隔中上段和基底部心肌增厚不明显，因此，左室腔和左室流出道不存在梗阻，二尖瓣前叶收缩期没有前向运动。临床上常以心电图结合心血管影像的表现确立诊断，尤其在超声心动图检查有特征性表现时。
- 心电图特征性表现：广泛的 ST-T 改变是肥厚型心肌病最常见的一种心电图表现，但影响 ST-T 改变的因素很多，因此，临床工作中心电图 ST-T 异常极为常见。心尖肥厚型心肌病作为肥厚型心肌病的一个亚型，患者常有典型心绞痛的症状，且更易对 ST-T 改变产生错误分析，因而极易误诊为"冠心病"，但心尖肥厚型心肌病的 ST-T 改变往往无明确定位，而表现为广泛的变化。另外，伴有左胸导联高电压改变。本例患者心动图显示广泛的 ST-T 改变，左胸导联高电压，但患者当时临床症状不明显，有些医师仅考虑到冠状动脉病变导致的心肌缺血，行心动图平板试验和冠状动脉 CTA 检查，排除冠心病，而忽略了肥厚型心肌病，没有进一步检查，导致延误诊断达 4 年之久。
- 超声心动图的价值：据文献报道，超声心动图是诊断心尖肥厚型心肌病的重要方法，能够准确地探测室壁肥厚的部位、程度及类型。通过超声心动图和心电图的特征性改变，确定心尖肥厚型心肌病的诊断。结合胸痛病史、心肌酶学及心电图动态演变可进行鉴别，冠状动脉造影、超声心动图也常为鉴别提供依据。超声心动图对诊断本病亦有重要价值，能反映心肌肥厚部位及程度，文献报道的标准为：心尖部室壁厚度 > 1.3 cm，当心室收缩时，心尖部室腔暗区消失。

- 漏诊原因分析：尽管该病超声心动图有特征性改变，如不显示左室心尖部也容易漏诊。因此，左室短轴切面的显示十分重要。由心底部开始，顺序显示左心室基底段、乳头肌水平和心尖部左室短轴切面，就能显示左室心尖部明显肥厚的心肌。超声心动图诊断十分容易，关键是超声切面是否探及左室心尖部，进而发现心尖处左室后壁和室间隔明显增厚，左室腔明显狭小。

【经验教训】

- 临床上不能只依靠一个检查进行诊断，需要超声心动图、心电图、冠状动脉造影三者相结合。本例患者于 2015 年体检时行心动图检查首次发现 ST-T 异常，直至 5 个月前出现活动时后背痛，方行超声检查予以明确诊断。表明超声心动图在诊断结构性心脏病的重要地位，利用恰当的超声检查辅助临床诊断。总之，超声心动图不但能在检查中诊断心尖肥厚型心肌病，而且能在相同的心电图显示下与其他疾病相鉴别。超声心动图，特别是对左室心尖部的超声检查对心尖肥厚型心肌病的诊断具有临床价值，值得推广和应用。

- 值得注意的是，该病具有家族发病倾向，属于常染色体显性遗传，提示超声医师应当借助心动图检查的便利性，建立心电图预警系统，以便能够及早发现并确诊患者其他家族成员的心肌异常，改善预后。

【学习要点】

- 心电图 ST-T 异常既可见于有冠状动脉疾病的患者，也可见于心肌肥厚的患者。

- 超声心动图是诊断心尖肥厚型心肌病的重要方法，患者心电图 ST-T 异常，无论有无临床表现，仍需行超声心动图检查，以确诊疾病。

- 心尖肥厚型疾病属于遗传性疾病，建立心电图预警系统，尽早发现并确诊该疾病，对预防潜在并发症及治疗非常重要。

作者：杨娅，王月丽
单位：首都医科大学附属北京安贞医院超声心动图一部

病例 16
心尖肥厚型心肌病："桃心"样改变的心尖肥厚型心肌病

【病史、体征及相关检查】

患者，女性，21 岁。

主诉：反复心前区胸闷不适 1 年余。

现病史：患者于 2018 年出现反复心前区胸闷不适，于当地医院体检时发现心电图异常，无心悸、晕厥，无高血压史，无心脏病家族史。

体格检查：心律齐，未闻及病理性杂音。

辅助检查：心电图显示左心室高电压，Ⅲ、V3-V5 导联 T 波倒置（图 2-16-1）。

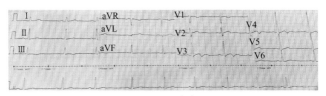

图 2-16-1　心电图

【超声心动图】

■ 胸骨旁左室长轴切面：各房室腔大小正常，室壁厚度正常范围（图 2-16-2）。

■ 左室基底段短轴切面：各房室腔大小正常，室壁厚度正常范围（图 2-16-3）。

■ 左室中部短轴切面：各房室腔大小正常，室壁厚度正常范围（图 2-16-4）。

■ 左室心尖部短轴切面：左心室壁弥漫性明显增厚，最厚处约为 19 mm（图 2-16-5）。

■ 心尖四腔心切面：基底段及中间段室壁厚度正常，心尖部左室壁弥漫性明显增厚，最厚处约为 19 mm，收缩期左心室心腔近闭塞，心腔呈"桃心"样改变（图2-16-6），心尖段图像显示效果较差。

- 心尖两腔心切面：基底段及中间段室壁厚度正常，心尖部左室壁弥漫性明显增厚，收缩期左室心腔近闭塞（图2-16-7）。
- 心尖三腔心切面：基底段及中间段室壁厚度正常，心尖部左室壁弥漫性明显增厚，收缩期左室心腔近闭塞（图2-16-8）。
- 心尖五腔心切面：左室流出道血流不快；频谱多普勒左室流出道局部流速正常，未见梗阻（图2-16-9）。

【超声心动图提示】

心尖肥厚型心肌病。

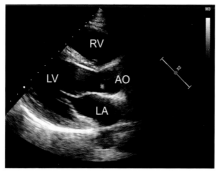

胸骨旁左室长轴切面显示房室大小及室壁厚度正常

图2-16-2 心脏大小正常

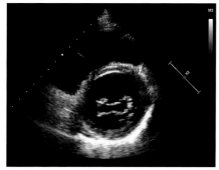

左室基底段短轴切面显示房室大小及室壁厚度正常

图2-16-3 室壁厚度正常

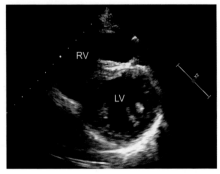

左室中部短轴切面显示房室大小及室壁厚度正常

图 2-16-4 室壁厚度正常

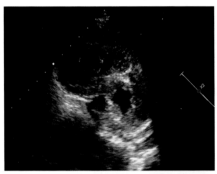

左室心尖部短轴切面见左室壁明显增厚

图 2-16-5 左室壁明显增厚

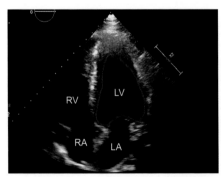

心尖四腔切面见心尖部左室壁弥漫性明显增厚，收缩期左室心腔近闭塞，
心腔呈"桃心"样改变

图 2-16-6 "桃心"样改变

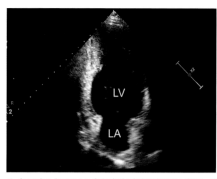

心尖两腔心切面见心尖部左室壁弥漫性明显增厚，收缩期左室心腔近闭塞

图 2-16-7 左室心尖室壁肥厚

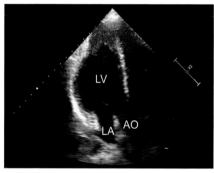

心尖三腔心切面见心尖部左室壁弥漫性明显增厚，收缩期左室心腔近闭塞

图 2-16-8 左室心尖室壁肥厚

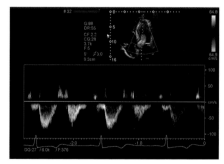

心尖五腔心切面显示左室流出道血流不快

图 2-16-9 左室流出道血流频谱

【分析讨论】

■ 特征：心尖肥厚型心肌病是肥厚型心肌病的一种亚型，其肥厚部位以左心室乳头肌较远的心尖部为主。东方人群中心尖肥厚型心肌病的发生率高于西方人群。大多数心尖肥厚型心肌病患者早期可无明显的自觉症状，心电图发现胸前导联 T 波倒置通常是其最早就诊的原因。其中左胸前导联（多在 V4、V5 导联）出现巨大倒置的 T 波和左心室高电压是心尖肥厚型心肌病的特征性改变。由于不存在左室流出道梗阻，因此本病预后相对较好。

■ 心尖肥厚型心肌病的超声心动图表现为：①心尖部心肌对称或不对称性增厚，肥厚心肌回声不均匀，心肌收缩及运动僵硬；②心尖部心腔狭小，收缩期呈三角形改变，严重时可闭塞，四腔心切面左室形态可呈"桃心"形；③病情进展过程中可出现左心室舒张功能降低，多伴有左心房增大和二尖瓣反流；④ CDFI 显示心尖部左室腔出现花彩血流信号，这对发现心尖部异常有提示作用。左室心尖部短轴切面显示心尖部肥厚的室壁十分重要。本例患者左心室基底段和中间段室壁厚度基本正常，左室心尖部短轴切面显示室壁明显增厚。心尖的各个切面如不仔细观察心尖部的室壁及心腔的改变则容易漏诊。必要时进行左心造影检查，其亦显示左心室形态呈"桃心"形改变。

■ 误诊分析：由于患者多数无自觉症状，心肌肥厚部位在心尖部，不伴有左室流出道梗阻和压力阶差，因此常常容易被漏诊或误诊。造成漏诊的原因可能为以下几点。

> 心尖处伪像较多、心尖部成像质量较差，导致漏诊；
> 检查者忽略对左室心尖部的观察，扫查时未注意心尖部；
> 超声扫查扇面角度较小，未能覆盖整个左室心尖部；
> 扫查时缺乏相应声学窗口，无法显示心尖部；
> 心尖肥厚部位较局限，范围较小，被检查者遗漏。

【病例启示】

■ 对于无症状或出现胸痛、心悸等表现的患者，心电图显示胸导联出现深而倒置的 T 波、左心室高电压等异常改变时，尤其对中年男性，在进行超声心动图检查时应当特别注意左室心尖部，以减少漏诊。

- 超声心动图左室心尖部短轴切面的显示十分重要。
- 必要时行超声左心造影检查。

作者：谢谨捷，杨娅
单位：首都医科大学附属北京安贞医院超声心动图一部

病例 17
新生儿肥厚型心肌病：早发现，早治疗

【病史、体征及相关检查】

患儿，男性，出生后 1 天。

主诉：出生后即气促、发绀，进行性呼吸困难 20 小时。

现病史：患儿胎龄 39（±2）周，出生后全身发绀、气促，呼吸节律不齐，双肺呼吸音低，血氧饱和度 70%～75%，经清理呼吸道分泌物，发绀缓解，仍气促，哭声弱，反应差，心率 126 次/分，46 次/分，四肢肌张力正常。Apgar 评分：出生后 1 分钟为 6 分，5 分钟时为 9 分。6 小时后呼吸困难进行性加重，呼吸急促、发绀不能缓解。

既往史：既往在当地医院行孕期检查时未发现明显异常，其母否认心脏病病史，否认结核、肝炎等传染病病史，无手术史及输血史，无药食过敏史，未进行预防接种。

家族史：否认家族遗传病病史，家族中未明确新生儿呼吸困难病史。出生于当地，无疫区居住史，无预防接种。

体格检查：体温 36.8 ℃，心率 126 次/分，呼吸 46 次/分，血压 92/60 mmHg。双肺呼吸音低，胸骨左缘第二肋间收缩期吹风样杂音。

【超声心动图】

- 胸骨旁左室长轴切面：舒张期室间隔明显增厚，左室腔缩小（图 2-17-1），收缩期室间隔明显增厚，左心室后壁增厚，左室腔缩小（图 2-17-2）；二尖瓣 M 型超声：室间隔明显增厚，二尖瓣前叶及腱索收缩期关闭线 CD 段前移，SAM 征阳性（图 2-17-3），患儿检查时发现心律不齐（图 2-17-4）。
- 心底短轴切面：动脉导管未闭，CDFI 显示由降主动脉经异常通道进入肺动脉血流信号，为连续性左向右分流，分流口宽度为 3.1 mm（图 2-17-5，图 2-17-6）。
- 基底段水平左室短轴切面：室间隔明显增厚，左心室后壁增厚（图 2-17-7）。

- 乳头肌水平左室短轴切面：室间隔明显增厚，左心室后壁增厚。各室壁厚度分别为室间隔 17.6 mm、左心室后壁 12.2 mm、前壁 15.4 mm、侧壁 14.6 mm、后壁 12.2 mm、下壁 12.0 mm、其他室壁厚度 12.0 mm（图 2-17-8）。

- 心尖水平左室短轴切面：室间隔及左室壁明显增厚。

- 心尖四腔心切面：室间隔明显增厚，左心室侧壁及右心室游离壁稍增厚，房间隔中部见回声中断（图 2-17-9）；CDFI：房水平见左向右分流信号（图 2-17-10）。

- 心尖五腔心切面：室间隔明显增厚（图 2-17-11），心尖斜五腔心切面见室间隔明显增厚，左室侧壁及右室游离壁稍增厚（图 2-17-12）。

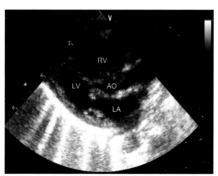

胸骨旁左室长轴切面舒张期室间隔明显增厚

图 2-17-1　室间隔肥厚

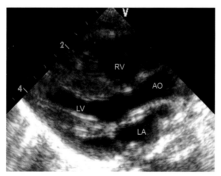

胸骨旁左室长轴切面收缩期室间隔明显增厚，左心室后壁增厚

图 2-17-2　室间隔增厚

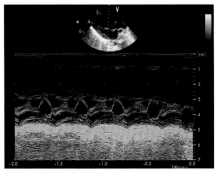

胸骨旁左室长轴切面二尖瓣 M 型超声：二尖瓣前叶及腱索收缩期关闭线

CD 段前移，SAM 征阳性

图 2-17-3　二尖瓣 SAM 征阳性

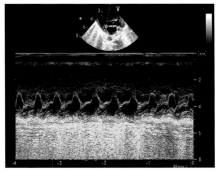

胸骨旁左室长轴切面显示患儿明显心律不齐

图 2-17-4　二尖瓣 M 型超声

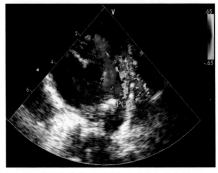

心底动脉短轴切面 CDFI 见由降主动脉流向肺动脉的分流信号。POA：胫前动脉

图 2-17-5　动脉导管从左向右分流

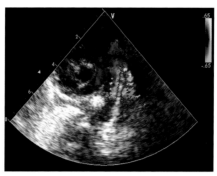

CDFI 显示由降主动脉经异常通道进入肺动脉血流信号，分流口宽度为 3.1 mm

图 2-17-6 动脉导管从左向右分流

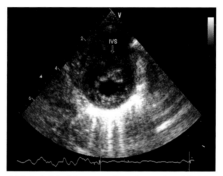

基底段左室短轴切面显示室间隔明显增厚（箭头）

图 2-17-7 室间隔明显增厚

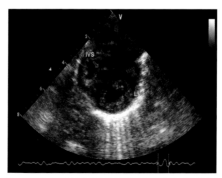

乳头肌水平左室短轴切面显示室间隔明显增厚（绿箭头），
左心室后壁增厚（红箭头）

图 2-17-8 室间隔明显增厚

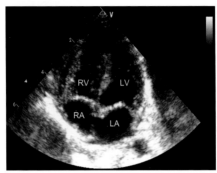

心尖四腔心切面显示室间隔明显增厚，房间隔中部回声中断

图 2-17-9　室间隔明显增厚，房间隔中部回声中断

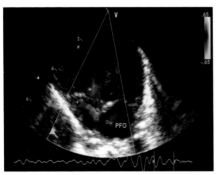

心尖四腔心切面 CDFI 显示心房水平可见左向右分流信号（箭头）。

PFO：卵圆孔未闭

图 2-17-10　房间隔中部分流

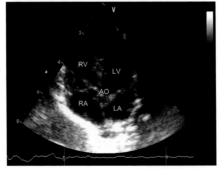

心尖五腔心切面见室间隔明显增厚

图 2-17-11　室间隔明显增厚

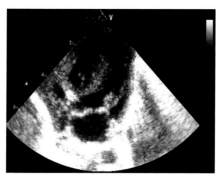

心尖斜五腔心切面见室间隔明显增厚，左心室侧壁及右室游离壁稍增厚

图 2-17-12 室间隔明显增厚

【超声心动图提示】

- 非对称性梗阻性肥厚型心肌病；
- 心房水平左向右分流（未闭合的卵圆孔）；
- 动脉导管处左向右分流（未闭合的动脉导管）。

【鉴别诊断】

- 主动脉瓣狭窄：主动脉瓣及瓣上、下狭窄，主动脉瓣闭锁等左室压力负荷增大致室间隔肥厚属于继发现象，肥厚多为对称性，程度较肥厚型心肌病轻。本例患儿左室流出道系统无狭窄，可排除该疾病。
- 发绀性先天性心脏病：肺动脉狭窄、法洛四联症、原发性肺动脉高压等先天性心脏病，均可导致室间隔及右室壁肥厚，右心室肥厚在肥厚型心肌病中常见。超声心动图已经排除此患儿以上原发性疾病。
- 其他导致新生儿心肌肥厚的疾病：一些遗传性疾病如先天性高胰岛素血症（congenital hyperinsulinism，CHI）、努南综合征（Noonan syndrome，NS）、法布里病（Fabry 病）等疾病可伴发心肌肥厚，诊断时应注意鉴别。本例患儿的超声表现为典型的肥厚型心肌病，临床上需要进一步与上述遗传性疾病相鉴别。

【最终诊断】

- 非对称性梗阻性肥厚型心肌病；
- 心房水平从左向右分流（未闭合的卵圆孔）；

- 动脉导管处从左向右分流（未闭合的动脉导管）。

【分析讨论】

- 肥厚型心肌病的特征：是一种罕见的异质性疾病，其特征是心脏肥大，导致心肌结构组织和功能被破坏。肥厚型心肌病主要是由遗传因素引起的非均质的原发性心肌病变，又名非对称性室间隔肥厚及特发性肥厚型主动脉瓣下狭窄。肥厚型心肌病可分为原发性和继发性两种。其临床表现和病理资料大部分来自年长儿和成年人。

- 肥厚型心肌病的病因及机理：国内外学者多数认为是常染色体显性遗传，机体内分泌的儿茶酚胺增多或心脏对儿茶酚胺过度敏感，使发育中的心肌细胞排列异常，收缩舒张活动异常，心肌进行性肥大和纤维化，导致心肌结构组织和功能被破坏，使心脏形状、功能发生变化。

- 新生儿肥厚型心肌病的临床特点：目前国内外文献只有少数病例报告和小病例系列。本文报道1例新生儿原发性肥厚型心肌病，并结合资料阐述其临床特点及诊断标准，以提高对本病的认识。多数新生儿发病急骤，症状为气促、发绀、呼吸困难，Apgar评分低，清理呼吸道或辅助呼吸后不能缓解咳嗽、气喘等呼吸道症状，并进行性加重，心力衰竭发生较快，该病新生儿预后较成年人差，宫内窘迫，巨大儿多见。体征：患儿出生后反应欠佳，皮肤发绀，少数明显青紫，呼吸心率加快，三凹征（+），双肺呼吸音粗糙，两肺偶闻及粗湿啰音，严重者有心浊音界扩大。合并其他心脏发育不全者，心前区可闻及收缩期吹风样杂音，胸骨左缘第四肋间可闻及收缩中期喷射性杂音等。

- 新生儿肥厚型心肌病的超声特点：①心肌室壁肥厚，心脏重量增加，新生儿肥厚型心肌病是以心肌非对称向心性肥厚为特征表现，为非扩张性肥厚，心肌回声增粗、增强；②室间隔明显增厚与流出道梗阻，左室流出道变窄，二尖瓣SAM征阳性，二尖瓣前叶及腱索收缩期关闭线CD段前移，多普勒左室流出道出现五彩镶嵌花色血流信号，收缩期血流速度加快，峰值后移，呈"匕首"状改变，一般右室流出道无明显梗阻征象；③充血性心功能不全以LVEF减低、舒张期充盈受限、室壁顺应性下降为特征，晚期瓣膜关闭不全导致肺动脉高压；④瓣膜功能不全，由于心肌纤维组织增多，心脏泵血功能障碍，心肌收缩力减弱，晚期失代偿心腔扩大，造成二、三尖瓣关闭不全，出现左心衰竭，晚期肺动脉压增高，导致全心衰竭。

- 新生儿肥厚型心肌病的预后：该病是新生儿中非常罕见的疾病，预后差。随着病情发展，室间隔及心室壁肥厚可导致流出道梗阻、左心衰竭、肺动脉高压、心腔狭窄。晚期肺动脉压增高，导致全心衰竭。超声心动图如早期发现患儿有心肌肥厚，应及早治疗，以改善预后。

- 新生儿肥厚型心肌病的鉴别：除肥厚型心肌病外，一些遗传性疾病也可伴发心肌肥厚，诊断时应注意鉴别。

  - 先天性高胰岛素血症（congenital hyperinsulinism，CHI）：是罕见的遗传性疾病，由控制胰岛 B 细胞的多个基因突变所致，*ABCC8* 是其主要致病基因之一。由于新生儿时期反复发生低血糖和低酮体血症，患儿中枢神经系统可能受到严重的损伤，影响智力，甚至导致死亡。CHI 可导致新生儿心肌肥厚，心脏超声表现与肥厚型心肌病相似，超声检查难以与肥厚型心肌病相鉴别。美国著名内分泌专家 Reaven 提出代谢综合征之后，CHI 被广泛重视，临床表现为新生儿低血糖、永久性脑损伤、脑萎缩及其他心脑血管损害，也可表现为轻微的惊厥、抽搐，甚至无症状。CHI 与心肌肥厚相关，CHI 对心血管的危害是由于胰岛素释放过量，脂肪组织中的胰岛素抵抗导致血中游离脂肪酸和甘油三酯浓度增高，甘油三酯和低密度脂蛋白浓度增加，导致冠状动脉及心肌发育排列异常，造成心肌结构纤维化、心肌肥厚、心脏功能减退，甚至衰竭。临床中需要脑 CT、胰岛素水平、血糖水平等鉴别诊断 CHI 中的心肌肥大。

  - 努南综合征（Noonan syndrome，NS）：是一种相对普遍的先天性遗传病，在活产婴儿中发生率为 $1/1000 \sim 1/2500$，特征表现为独特面貌、矮身高、胸腔畸形和先天性心脏病。NS 导致多种先天性异常，常伴有肥厚型心肌病。文献报告一个来自突尼斯（国家名）患儿的严重表型 NS，表现为新生儿肥厚型心肌病、面部畸形、严重的生长障碍、皮肤异常、严重发育迟缓、在出生后 8 个月死亡。基因检测全外显子测序，确定了一个新的突变外显子 7 的 *RAf1* 基因。最新研究进一步支持了 *RAf1*

突变与肥厚型心肌病的显著相关性，并强调了与 *RAf1* 相关的 NS 临床严重程度。所以，心肌病是新生儿中非常罕见的疾病，且预后较差。

➢ 法布里病（Fabry 病）：又称 Anderson-Fabry 病、弥漫性血管角质瘤综合征、遗传性营养不良类脂沉积症等，是一种罕见的累及全身的 X 染色体伴性遗传的代谢缺陷疾病。其是由于 α- 半乳糖苷酶缺乏，导致酰基鞘氨醇己三糖苷积存，从而引起全身皮肤和内脏发生血管角质瘤，出现发作性疼痛、感觉异常及全身症状，如蛋白尿、水肿、肾衰竭和血管异常等。Fabry 病可合并心肌肥厚，与肥厚型心肌病有相同的超声表现。文献报道，52 例肥厚型心肌病患儿中有 2 例为 Fabry 病。因此，在新生儿及儿童肥厚型心肌病中应注意鉴别。

【学习要点】

■ 新生儿患原发性肥厚型心肌病，首发症状较重，主要表现为呼吸困难、发绀、气促、心力衰竭，严重者可发生猝死。其超声心动图表现与成年人基本一致，重点注意左室流出道有无梗阻、心力衰竭、心律失常等。

■ 新生儿肥厚型心肌病的鉴别诊断：与发绀性先天性心脏病、主动脉瓣狭窄及一些导致心肌肥厚的其他遗传性疾病相鉴别。

■ 肥厚型疾病属遗传性疾病，具有家族发病倾向，属常染色体显性遗传。超声心动图能够准确地探测室壁肥厚的部位、程度及类型。超声心动能够及早发现并确诊患儿及其他家族成员的心肌异常，改善预后。新生儿应尽早建立预警系统，确诊该疾病。超声心动图是最直观、便捷、及时的方法，可使患儿得到更加及时准确的治疗，降低血流动力学造成的心肌及心力衰竭损害，降低我国新生儿死亡率。超声心动图对预警新生儿肥厚型心肌病起到积极而重要的作用。

作者：付萌，王本荣，杨娅

单位：清华大学附属北京市垂杨柳医院心脏中心，首都医科大学附属北京安贞医院超声心动图一部

病例 18
肥厚型心肌病：Liwen 术式治疗流出道梗阻及随访

【病史、体征及相关检查】

患者，男性，30 岁。

主诉：间歇性胸闷、气短 2 年，加重 1 年。

现病史：患者于 2017 年在体检时胸部 X 线检查显示"心脏肥大"，超声心动图显示"室间隔肥厚（室间隔厚度具体不详）"。患者于 2017 年劳累及剧烈运动后出现胸闷、气短，期间未发生晕厥或先兆晕厥，无黑蒙、发热、咳嗽、咳痰，无腹痛、腹胀、恶心、呕吐，无呕血、便血，能平卧，无夜间阵发性呼吸困难，无下肢水肿。患者于 2018 年打篮球时胸口剧烈疼痛，气短、胸闷，持续 30 分钟，在当地医院查为"非持续性室性心动过速"，可自主恢复，具体不详。之后无明显诱因出现胸闷、气短等症状，规律服用 β 受体阻滞剂、曲美他嗪、辅酶 Q10 等药物，症状并未改善且持续加重，现入院治疗。

既往史：既往体健，否认高血压、糖尿病病史，否认结核、肝炎等传染病病史，否认手术史、外伤史及输血史，否认食物、药物过敏史，预防接种史不详。

个人史：出生于陕西省延安市，久居本地，无疫区、疫情、疫水接触史，无吸烟史、酗酒史，已婚，配偶和子女健在。

体格检查：体温 36.5 ℃，脉搏 89 次 / 分，呼吸 18 次 / 分，血压 115/85 mmHg。心前区饱满，心尖冲动未见异常。位于胸骨左缘第五肋间，左锁骨中线外侧 1.5 cm，心脏相对浊音界向左侧扩大，心率 89 次 / 分，心律齐，胸骨右缘第二肋间可闻及 3/6 级收缩期喷射样杂音。

辅助检查

> 心电图：①窦性心律；②完全性左束支传导阻滞；③左心室高电压，RV5+SV1 = 4.11 mV；④ ST-T 改变，不除外左心室肥厚伴劳损（图 2-18-1）。

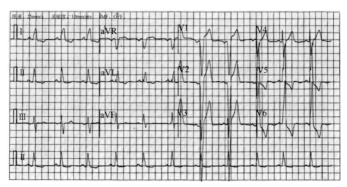

完全性左束支传导阻滞，ST-T 改变

图 2-18-1 心电图

> 24 小时动态心电图：①动态心电图记录分析了 22 小时 44 分钟，长时间显示窦性心律，最快心率为 107 次 / 分，发生于 09：24，最慢心率为 47 次 / 分，发生于 06：17，平均心率为 65 次 / 分；②房性期前收缩 24 次，其中一次成对发生，余为单发；③室性期前收缩 9 次，多源，单发；④ST 段：Ⅱ、Ⅲ、aVF、V5-V6 下移 ≥ 0.2 mV，T 波：Ⅱ、Ⅲ、aVF、V5-V6 倒置；⑤ QRS 时限 0.14 s，考虑室内传导阻滞。

> 运动负荷超声心动图：踏板试验 3 个阶段（75 W）至患者体力极限，气短加重，运动负荷过程中，LVOT-PG$_{max}$ 由 65 mmHg（心率为 68 次 / 分）上升至 76 mmHg（心率为 127 次 / 分）（表 2-18-1）。

> 心脏 MRI：平扫及增强扫描显示左室前壁基底部及中部、室间隔基底部及中部增厚，左心室舒张功能受限，左室流出道血流速度加快，延迟增强扫描显示左室前壁基底部及前间隔基底部斑片状明显异常强化影，多考虑非对称性肥厚型梗阻性心肌病，伴心肌部分纤维化（图 2-18-2）。

表 2-18-1 运动负荷超声心动图结果

时期	超声心动图		心电图	血压	心率
	LVOT-V$_{max}$ (cm/s)	LVOT-PG$_{max}$ (mmHg)	ST 段	收缩压/舒张压 (mmHg)	次/分 (bpm)
静止期	403	65	aVR、aVL、V1、V2 呈 QS 型，V1-V4 ST 段抬高为 0.2～0.5 mV	117/64	68
运动达峰期 (3 个阶段后因气短加重终止运动)	436	76	ST 段：Ⅱ、Ⅲ、aVF 较静息期下移 0.1～0.3 mV，V1-V2 在 ST 段较基线抬高约 0.2 mV	142/68	127
恢复期 1	300	36	Ⅱ、Ⅲ、aVF ST 段较基线下移约 0.2 mV	131/82	117
恢复期 (8 mins)	400	64	同基线	114/74	86

注：LVOT-V$_{max}$：左室流出道峰值流速；LVOT-PG$_{max}$：左室流出道峰值压差。

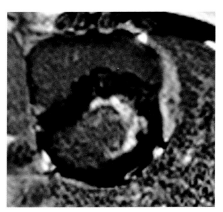

心脏核磁显示斑片状明显异常强化影

图 2-18-2 心脏 MRI

> 冠状动脉 CTA：冠状动脉平扫及增强扫描未见异常，左心室大。

> 基因检测：对先证者进行与心血管相关的 96 个基因的全部外显子测序，基因结果显示携带致病性明确的 *MYH7-R671C* 致病基因突变；病因学分型属于携带编码心肌肌小节蛋白基因突变引起（表 2-18-2）。

表 2-18-2 基因检测结果

基因名	转录本	外显子	核苷酸	氨基酸	致病性
MYH7	NM_000257	exon18	c.2011C > T	p.R671C	可能致病

> 家系筛查：对该患者家系（图 2-18-3）的其他成员进行
> 一代验证及多模态影像筛查，结果表明：家系成员Ⅱ 1 和
> Ⅱ 3 携带 *MYH7-R671C* 基因突变均表现为肥厚型心肌病，
> 未携带该基因突变的成员Ⅱ 5、Ⅲ 3、Ⅲ 4 和Ⅳ 1 临床表
> 现均正常，基因型与临床表现型共分离。

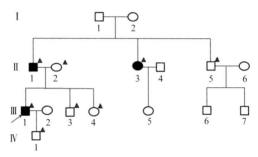

↗先证者；■男性患者；□正常男性；●女性患者；
○正常女性；Ⅰ、Ⅱ、Ⅲ、Ⅳ为世代编号；▲采集到临床信息的成员

图 2-18-3 该患者家系图

> 实验室检查：心肌坏死标志物结果见表 2-18-3。

表 2-18-3 心肌坏死标志物结果

项目	结果	参考值	单位
N 端 -B 型钠尿肽前体（NT-proBNP）	782.60 ↑	< 125	pg/mL
肌钙蛋白 cTnI	0.01	0 ～ 0.03	ng/mL
肌红蛋白	23.8	0 ～ 70	ng/mL
肌酸激酶 -MB 亚型质量（CK-MBmass）	4.100 ↑	0.3 ～ 4.0	ng/mL

【超声心动图】

■ 左室长轴切面：室间隔明显增厚，后壁稍增厚，室间隔最大厚
度位于前间隔基底部，收缩末期厚度为 27 mm、舒张末期厚度

为 25 mm（图 2-18-4）；M 型超声：二尖瓣前瓣及部分腱索收缩期前向运动，CD 段弓背样抬高，SAM 征阳性。

- 左室短轴切面：室间隔、左心室前壁、侧壁明显增厚，以室间隔为著（图 2-18-5）。

- 心尖四腔心切面：室间隔明显增厚，最厚位于前间隔基底部；各室壁运动搏幅未见明显异常，心室、心尖部圆钝，向外呈瘤样膨出，收缩期显著，膨出部分室壁变薄为 3 ～ 4 mm，瘤口大小为 21 mm，瘤体深 11 mm，瘤内未见明确血栓形成，左心房增大，左右径为 47 mm，前后径为 43 mm（图 2-18-6）。CDFI：二尖瓣反流见中－大量反流信号；心脏舒张功能减低，e'/a' < 1，E/A < 1，E/e' 为 18.86，LVEF 为 54%。

- 心尖五腔心切面：CDFI 显示左室流出道血流速度加快；CW 测血流速度为 337 cm/s，压差为 45 mmHg（心率为 67 次 / 分）（图 2-18-7，图 2-18-8）。

【超声心动图提示】

- 非对称性梗阻性肥厚型心肌病；
- 心尖部室壁瘤形成；
- 二尖瓣反流（中－重度）；
- 左室舒张功能减低。

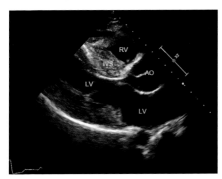

胸骨旁左室长轴切面见室间隔明显增厚

图 2-18-4　室间隔明显增厚

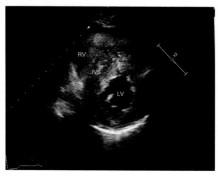

左室短轴基底部切面见室间隔、左室前壁、侧壁明显增厚

图 2-18-5　室间隔、左室前壁、侧壁明显增厚

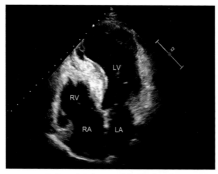

心尖四腔心切面见室间隔明显增厚，心尖部呈瘤样膨出

图 2-18-6　室间隔增厚，心尖部室壁瘤

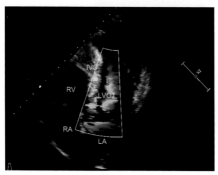

心尖五腔心切面 CDFI 显示左室流出道血流速度加快

图 2-18-7　左室流出道速度加快

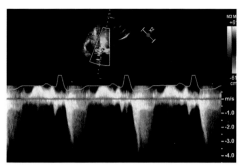

图 2-18-8 左室流出道速度加快

【鉴别诊断】

■ 高血压性心脏病：有长期高血压病史，心脏后负荷增加，可导致心肌肥厚。高血压引起的心肌肥厚，心肌回声均匀，左心室后壁一般 < 15 mm，左心室以对称性肥厚多见。但该患者并无高血压病史，可排除。

■ 主动脉瓣狭窄：超声心动图检查可发现主动脉瓣病变，左心室射血不畅，引起心脏压力负荷的异常增强，左室流出道流速及压差增高，导致心脏发生代偿性肥厚，且 70% ～ 80% 为对称性轻度肥厚。该患者主动脉瓣超声检查未见明显异常，可排除。

■ 主动脉弓、降主动脉缩窄：主动脉缩窄时，可导致心肌肥厚。该患者胸骨上窝主动脉弓长轴切面显示主动脉内径正常，血流速度正常，可排除。

■ 运动员心脏病：运动员规律体能训练可发生适应性左室壁轻度增厚，为 13 ～ 15 mm，多为对称性肥厚，左心室正常或略大，左心室舒张功能正常，左心房不大，通常组织多普勒瓣环运动和心肌应变多正常或增强，随着规律运动训练的结束，心肌重构将有不同程度的逆转，心肌肥厚减轻。该患者未进行强化运动，故可排除。

【最终诊断】

■ 非对称性肥厚型梗阻性心肌病；

■ 左室心尖室壁瘤；

■ 二尖瓣反流（中 - 重度）；

- NYHA Ⅲ级。

【诊治经过与思路】

- 病例特点：①青年男性患者，无特殊既往史，主因间歇性胸闷、气短 2 年，加重 1 年；②多模态影像学检查及基因结果验证，确诊为非对称性梗阻性肥厚型心肌病。
- 治疗方案及操作方法：Liwen 术式是指在影像技术引导下将消融针、活检针及注射针等特制诊疗装置经皮经心肌穿刺抵达心脏靶区诊断或治疗心脏疾病的新技术。超声引导下经皮室间隔心肌消融术治疗梗阻性肥厚型心肌病是 Liwen 术式的治疗方法之一。
- Liwen 术式基本原理：Liwen 术式治疗梗阻性肥厚型心肌病是在超声实时引导下，将射频针经皮肤、肋间、心外膜、心尖心肌内精准穿刺直接送至室间隔肥厚部位，利用射频电极针前端发出的高频交变电流，使肥厚心肌组织细胞中的离子相互摩擦产生热量，局部温度可达 80 ℃以上，使射频电极针周围的肥大心肌细胞脱水，造成组织细胞不可逆性凝固坏死。同时可使周围组织的血管发生凝固形成反应带，从而阻断肥大心肌组织血供。Liwen 术式实现在跳动的心脏上使肥厚心肌内组织和细胞的灭活，使室间隔厚度变薄、左室流出道内径增宽，从而缓解左室流出道梗阻，改善患者临床症状（图 2-18-9）。

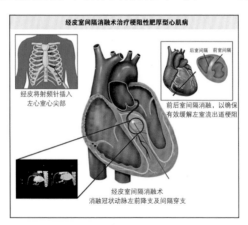

Liwen 术式治疗梗阻性肥厚型心肌病

图 2-18-9 经皮心肌内室间隔射频消融术

- 手术操作过程

  ➤ 术前准备：患者采用全身麻醉，左侧卧位30°，并穿刺颈内静脉，放置右心室临时起搏电极，连接临时起搏器，确保能够成功起搏。常规外科手术消毒、铺巾，同时连接心电监护仪、心电图、射频消融系统及合适的超声心动图系统。

  ➤ 术前穿刺部位的定位和穿刺：安装合适的超声心动图系统 S5-1 探头穿刺引导架及无菌保护套后，在超声心动图非标准心尖五腔切面下，使用穿刺引导线进行消融前穿刺部位的定位。选用经心尖部的最佳穿刺途径，同时采用低速度标尺的彩色多普勒血流显像进行观察，避免穿刺时损伤心尖部表面血管（图 2-18-10）。

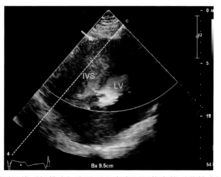

穿刺引导线（红箭头）应避开心尖表面冠状血管（黄箭头）。

LV：左心室；IVS：室间隔

图 2-18-10 选择穿刺进针路径

  ➤ 进针及消融：在经胸超声心动图引导下，通过穿刺引导架插入射频消融针，经胸骨旁肋间进针，依次穿过皮肤、皮下组织、心外膜和心尖部，沿室间隔中央部进入室间隔肥厚部位。启动射频机，功率为 10 ~ 80 W，进行射频消融。由于前后间隔共同构成左室流出道梗阻，需消融前后间隔，以确保治疗的有效性。术中超声实时探测可见射频针从针尖部开始气化，气化范围逐渐扩大，治疗区域回声明显增强，予以撤除射频消融针，且实时监测患者生命体征，有无心包、胸腔积液及积液变化情况。治疗过程顺利，术中患者生命体征平稳，安全返回监护室。

【随访情况】

- 该患者完成了术后 3 年的随访，在 3 年的随访中，患者症状得到明显改善，无明显并发症，运动耐量显著提高，NYHA 分级由Ⅲ级降至Ⅰ级。伴随室间隔厚度的减薄（最大室壁厚度由 27 mm 降至 14 mm），左室流出道梗阻解除（左室流出道静息压差由 65 mmHg 降至 5 mmHg），SAM 征由阳性转为阴性。
- 超声心动图：在 36 个月的随访中，室间隔厚度变薄、左室流出道梗阻解除、静息和运动负荷激发后 LVOT-PG 显著降低，SAM 征消失（表 2-18-4）。

表 2-18-4　超声心动图随访结果

	时间	术前	术后1周	术后6个月	术后12个月	术后24个月	术后36个月
	最大室壁厚度（D/mm）	27	23	16	16	15	14
静息	LVOT-PG$_{max}$（mmHg）	65	22	9	8.6	7.5	5
	心率（次／分）	68	78	67	64	71	65
运动负荷	LVOT-PG$_{max}$（mmHg）	76	—	—	14.7	17.3	19.8
	心率（次／分）	127	—	—	120	111	115
	SAM 征	阳性	部分阳性	阴性	阴性	阴性	阴性

- 心脏 MRI：在 36 个月的随访中，消融区域减小、室间隔明显变薄、左室流出道明显减容（图 2-18-11）。
- 实验室检查：心肌坏死标志物结果前后比较见表 2-18-5。

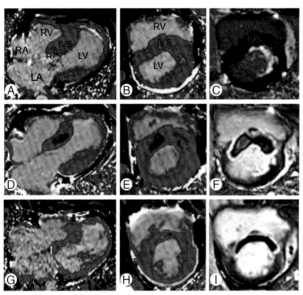

A、B、C. 术前心脏 MRI；D、E、F. 术后 3 个月心脏 MRI；

G、H、I. 术后 36 个月心脏 MRI

图 2-18-11　心脏 MRI 随访

表 2-18-5　心肌坏死标志物结果前后比较

时间	术前	术后1个月	术后5个月	术后12个月	术后18个月
N 端 -B 型钠尿肽前体（NT-proBNP）	782.60	628.00	545.20	620.10	632.90
肌钙蛋白 cTnI	0.01	0.03	0.03	0.02	0.01
肌红蛋白	23.80	25.20	25.40	21.80	24.30
肌酸激酶 -MB 亚型质量（CK-MBmass）	4.10	1.20	3.40	2.00	2.60

注：术后 N 端 -B 型钠尿肽前体（NT-proBNP）低于术前，心肌损伤的程度减轻。

【分析讨论】

■ 肥厚型心肌病的多模态影像学：年轻男性患者，近 1 年来胸闷、气短等自觉症状加重，规律服用 β 受体阻滞剂、曲美他嗪、辅酶 Q10，症状并未改善且持续性加重。入院经多模态影像学检查及基因结果验证，确诊为非对称性梗阻性肥厚型心肌病、左室心尖室壁瘤、NYHA Ⅲ级。患者左室流出道梗阻症状较重，充分药物治疗无效，予以 Liwen 术式治疗其梗阻性肥厚型心肌病。

- Liwen 术式治疗及随访：肥厚型心肌病的治疗目前旨在改善症状和心功能，控制并发症及预防疾病的进展。重点在于解除左室流出道梗阻、处理心律失常、改善左心室顺应性、防止血栓栓塞事件、识别高危猝死患者。该患者通过 Liwen 术式治疗其肥厚型心肌病，症状得到了显著的改善：运动耐量显著提高；术后 1 周室间隔开始变薄，术后 6 ～ 36 个月室间隔进一步变薄；左室流出道明显减容，梗阻解除，静息和激发后 LVOT-PG 显著减低；SAM 征消失；心功能显著提高，心肌损伤的程度减轻，且未发生明显并发症。

- Liwen 术式治疗的优势：目前有限的研究结果提示 Liwen 术式治疗肥厚型心肌病可作为室间隔减容治疗的一种有效且较为安全的微创治疗方式，对于改善左室流出道梗阻、减轻患者的临床症状有明显的疗效。同时，Liwen 术式具有手术创伤小、恢复快、住院时间短、症状改善显著、费用少、术后并发症少等独特优势，值得推广并进一步研究。

【病例启示】

- 常染色体显性遗传病：肥厚型心肌病是最常见的常染色体显性遗传的心血管疾病，并非因心脏负荷异常增加引起的左心室心肌某节段或多个节段室壁肥厚，诊断标准为室壁厚度 ≥ 15mm。在普通人群中的发病率为 1 : 500 ～ 1 : 200，病死率为 1.4% ～ 2.2%，高危人群即存在非持续性室速、晕厥、猝死家族史等人群，其猝死率达 5.9%。肥厚型心肌病临床表现具有高度异质性，部分患者可长期无明显临床症状，但部分患者也可导致胸闷、胸痛、呼吸困难、反复晕厥、心房颤动、室速、心力衰竭，甚至猝死等严重后果。

- 诊断及治疗：2014 年 ESC 发表的《2014 年 ESC 肥厚型心肌病诊断和管理指南》和 2017 年中华医学会心血管病学分会编写的《中国成人肥厚型心肌病诊断与治疗指南》中均提到针对梗阻性肥厚型心肌病的治疗策略是扩大左室流出道以降低压差并减轻梗阻。对于有症状的左室流出道梗阻的肥厚型心肌病患者，可通过药物和侵入性手术治疗来解除梗阻，改善症状。采用经皮室间隔心肌消融术减轻左室流出道梗阻，是药物治疗无效肥厚型梗阻性心肌病患者的主要治疗方式。目前，经皮室间隔心肌消融术主要包括外科室间隔心肌切除术和酒精室间隔化学消融术。近年来，Liwen 术式作为肥厚型梗阻性心肌病的一种补充治疗方法在临床中应用，为肥厚型梗阻性心肌病微创室间隔减容术提供一种新的有效方法。

■ Liwen 术式：是一个安全、有效的室间隔减容术，该手术具有手术创伤小、射频能量及范围可控性强、不依赖冠状动脉并有效降低传导束损伤、术后恢复快、费用少、术后并发症少等特点，经临床使用后对于左室流出道梗阻、患者的临床症状均有显著的疗效，对于肥厚型心肌病患者来说是一种可以选择的、较为有效且安全的微创治疗方式。

作者：刘丽文

单位：中国人民解放军空军军医大学附属第一医院（西京医院）

第三章
限制型心肌病

病例 1
心肌淀粉样变性：典型表现

【病史、体征及相关检查】

患者，男性，45 岁。

主诉：胸闷、憋气 1 年，加重 1 个月。

现病史：患者近 1 个月内在无明显诱因的情况下出现胸闷，憋气加重，步行 300 米即出现胸闷症状；长时间站立时出现双足肿胀，休息后可缓解，双侧胸廓饱满，呼吸减弱。患者于 2018 年在当地医院检查时发现少量胸腔积液。现入院治疗，并进行超声心动图检查。

既往史：既往体健，否认高血压病史，否认结核、肝炎等传染病病史，无手术史及输血史，无药食过敏史，预防接种史不详，否认家族遗传病病史，家族中未见青年猝死病史。出生于北京，无疫区居住史，无吸烟史、酗酒史。

体格检查：体温 36 ℃，脉搏 75 次 / 分，呼吸 25 次 / 分，血压 120/87 mmHg。心前区无杂音。

辅助检查

> 实验室检查：总胆红素、直接胆红素、γ- 谷氨酰转肽酶、尿素氮增高。

> 心电图：肢体导联低电压，V1-V6 导联 R 波递增不良（图 3-1-1）。

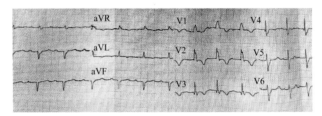

肢体导联低电压，V1-V6 导联 R 波递增不良

图 3-1-1　心电图

【超声心动图】

■ 胸骨旁左室长轴切面：左心房增大，室间隔、左心室后壁、右心室前壁增厚（图 3-1-2）；左心室 M 型超声：室间隔及左心室后壁增厚，厚度分别为 14 mm 和 13 mm，左心室收缩功能减低，EF 为 39.1%（图 3-1-3）。

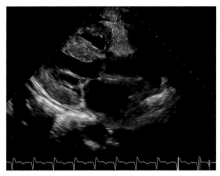

胸骨旁左室长轴切面显示左心房增大，室间隔、左室后壁、右室前壁增厚

图 3-1-2　心室壁肥厚

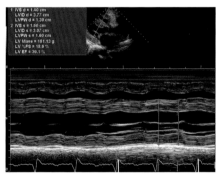

左心室 M 型超声显示室壁增厚

图 3-1-3　心室壁肥厚

■ 左室短轴切面：基底段、乳头肌水平及心尖水平左室短轴切面显示左室壁弥漫性增厚，其内见散在的闪烁"颗粒"样回声，左室壁运动普遍轻度减低，右室壁增厚，心包积液微量（图 3-1-4 ～图 3-1-6）。

■ 心尖四腔心切面：室间隔及左心室侧壁增厚，心肌回声增强，运动减弱，心肌内见散在的闪烁"颗粒"样回声，右心房顶可见少量液性暗区，右室壁及房间隔增厚，双心房增大（图3-1-7）；CDFI：二、三尖瓣少量反流信号（图3-1-8，图3-1-9）；四腔心及两腔心切面测量左心室容积基本正常，LVEF减低，左心房容积扩大，双平面Simpson法测量收缩期左房容积平均为52 mL（图3-1-10，图3-1-11）；三维超声测量LVEF为48.7%（图3-1-12），二尖瓣口血流频谱测量E峰为140 cm/s（图3-1-13）。二尖瓣外侧瓣环组织多普勒e'为4 cm/s（图3-1-14）。

- 两腔心及三腔心切面：左心室各室壁弥漫增厚，运动减低，左心房增大。
- 双侧胸腔：大片液性暗区（图3-1-15，图3-1-16）。

【超声心动图提示】

- 左、右心室壁增厚，心肌闪烁"颗粒"样回声，运动普遍减低；
- 双心房增大；
- 心包腔少量积液；
- 左心室收缩功能减低，舒张功能限制性充盈障碍；
- 双侧胸腔积液；
- 考虑为心肌淀粉样变性。

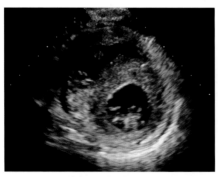

基底段左室短轴切面显示左、右心室壁肥厚

图3-1-4 心室壁肥厚

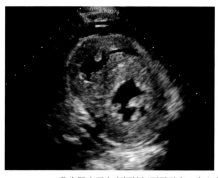

乳头肌水平左室短轴切面显示左、右心室壁肥厚

图 3-1-5　心室壁肥厚

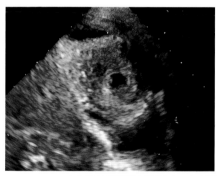

心尖段左室短轴切面显示左、右心室壁肥厚

图 3-1-6　心室壁肥厚

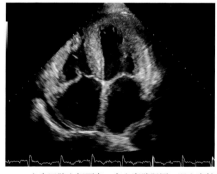

心尖四腔心切面左、右心室壁肥厚，双心房扩大，心包腔积液

图 3-1-7　心室壁肥厚

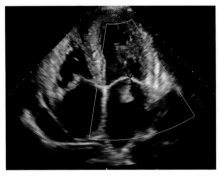

四腔心切面 CDFI 显示二尖瓣反流

图 3-1-8　二尖瓣反流

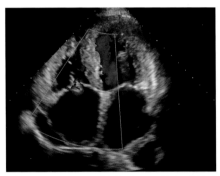

四腔心切面 CDFI 显示三尖瓣反流

图 3-1-9　二尖瓣反流

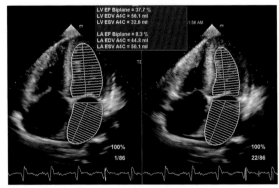

四腔心切面测量 LVEF 及左心房容积

图 3-1-10　心脏收缩功能减低

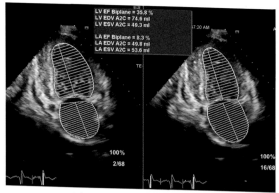

两腔心切面测量 LVEF 及左心房容积

图 3-1-11　收缩功能减低

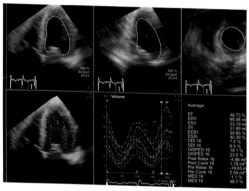

三维超声测量 LVEF 为 48.7%

图 3-1-12　收缩功能减低

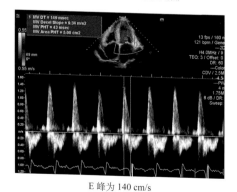

E 峰为 140 cm/s

图 3-1-13　二尖瓣口血流频谱

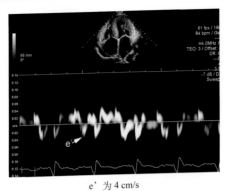

e'为 4 cm/s

图 3-1-14 二尖瓣环组织多普勒

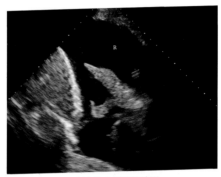

右侧胸腔大片液性暗区

图 3-1-15 胸腔积液

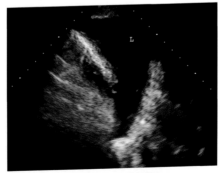

左侧胸腔大片液性暗区

图 3-1-16 胸腔积液

【超声心动图提示】

心肌淀粉样变性。

【鉴别诊断】

- 高血压：可引起左心室肥厚及左心房增大，但缺少右心室和房间隔增厚的表现。心电图表现为左心室电压增高，而心肌淀粉样变性患者的心电图表现为胸前导联 R 波递增不良。
- 主动脉瓣狭窄：可引起左心室代偿性肥厚，经超声心动图可发现主动脉瓣病变，该患者主动脉瓣超声检查未见明显异常，可基本排除。
- 肥厚型心肌病：以室间隔增厚为主的非对称性肥厚多见，心室收缩功能正常。典型的心肌淀粉样变性在二维灰阶超声中可见"斑点"状强回声，随心动周期的运动呈"闪烁"样，且房间隔及右室壁可见增厚，均可与肥厚型心肌病相鉴别。

【最终诊断】

心肌淀粉样变性。

【分析讨论】

- 误认为"高血压代偿性心肌肥厚"：心肌淀粉样变性很容易被误认为是心肌的代偿性肥厚，需要仔细询问患者病史，结合患者的心电图、化验指标及相关体征来综合判断。
- 超声心动图的重要性：超声心动图在诊断心肌淀粉样变性的过程中具有十分重要的作用，全面评估各种心肌淀粉样变性的超声征象有助于提高诊断的准确性，如：①左、右心室均明显增厚，心肌呈"斑点"样回声增强；②心脏瓣膜、乳头肌及房间隔增厚；③心肌收缩功能减低；④浆膜腔积液；⑤超声多普勒提示限制性充盈障碍等。
- 频谱多普勒测二、三尖瓣瓣口血流：左、右心室呈限制性充盈障碍。
- 其他辅助检查的重要性：①心电图：典型的心肌淀粉样变性的心电图表现为肢体导联低电压，胸导联递增不良，V5-V6 导联 R 波电压明显降低（与心肌代偿性肥厚明显不同）；②心脏 MRI 检查：心脏 MRI 检查钆-二乙三胺五醋酸增强显像可显示出发生淀粉样变性的心肌延迟增强，与心肌瘢痕及变性区域相对应，有助于判断疾病的进展程度；③病理学检查：淀粉样变性的确诊必须依靠病理学证据。典型的心肌淀粉样变性经刚果红染色呈苹果绿表现。需要注意的是，活检组织并不一定要来自心肌，如果超声心动图提示有典型的心肌淀粉样变性，可依患者体征选取腹壁脂肪、舌肌、骨骼肌等作为活检对象。

【经验教训】

■ 心电图异常：除了掌握心肌淀粉样变性特征性的超声心动图表现外，因心肌淀粉样变性的心电图表现与心肌代偿性肥厚明显不同，因此不难作出鉴别，结合典型的心电图表现可以提高诊断的准确性。

■ 超声心动图的重要性：熟练并全面掌握心肌淀粉样变性的超声心动图表现对于诊断该病十分重要。超声医师在发现心肌肥厚的病例时，一定要综合评价各项征象并结合患者病史、临床表现和辅助检查以作出鉴别诊断。

■ 遗传性：该病具有家族发病倾向，属常染色体显性遗传，应当借助心电图检查的便利性，建立心电图预警系统，以便能够及早发现并确诊患者其他家族成员的心肌异常，改善预后。

【病例启示】

■ 心肌淀粉样变性在临床中十分少见，但其典型的超声心动图表现及多脏器受累的特征不难提示该病。

■ 同时结合患者心电图及其他影像学检查结果则更能提高诊断的准确性，而心肌淀粉样变性的最终确诊目前仍依赖病理学证据。

作者：杨娅，刘国文
单位：首都医科大学附属北京安贞医院超声心动图一部

病例 2
心肌淀粉样变性：左心室对称性肥厚的原因探析——从影像到病理

【病史、体征及相关检查】

患者，男性，64 岁。

主诉：反复胸闷、心悸 4 年。

现病史：患者 4 年来出现反复胸闷、气促，伴双下肢浮肿，偶有夜间阵发性呼吸困难，于当地医院就诊。心电图提示"心房颤动，伴长 RR 间期"；心脏超声提示"中度三尖瓣反流"。诊断为"心房颤动，心功能不全"。给予控制心率、抗凝、抗心力衰竭治疗。2 年来症状反复且加重。2017 年 4 月患者于外院就诊，诊断为"退行性瓣膜性心脏病、心房颤动、心功能Ⅲ级、亚临床甲状腺功能减退症，慢性血吸虫性肝硬化"，治疗不详。

体格检查：体温 36.5 ℃，脉搏 67 次／分，呼吸 20 次／分，血压 91/60 mmHg，体重 64 kg（下降了 22 kg）。慢性病面容，面部色泽晦暗。余无特殊。

诊治经过：2017-09-12 入院检查：心脏超声提示"双心室收缩功能减低，轻度二、三尖瓣反流，中度肺动脉高压"；心脏 MRI 考虑为"浸润性心肌病，心肌淀粉样变性可能性大"；骨骼 MRI／心脏 CT 结果未见异常；骨髓涂片见浆细胞占 6.0%，其中幼浆细胞占 4.0%，骨髓活检不排除浆细胞骨髓瘤；腹壁脂肪活检提示"淀粉样变性"；心肌活检未见淀粉样变性；胸水检查未见癌细胞；血清免疫固定电泳＋免疫球蛋白提示轻链 λ 升高（11.30 g/L）。

2017-10-17 再次入院检查：体温 36.5 ℃，脉搏 67 次／分，呼吸 20 次／分，血压 91/60 mmHg，体重 64 kg（下降 22 kg）。慢性病面容，面部色泽晦暗，余无特殊。心电图异常，查心肌二项：肌钙蛋白 cTnT 为 37.0 pg/mL，BNP 为 6739.0 pg/mL。血清免疫固定电泳：免疫球蛋白轻链 λ 升高（＞11.80 g/L）。β_2 微球蛋白为 4.29 mg/L（0～2.2）。

2017-10-18 复查心脏超声。

2017-10-19 尿免疫球蛋白轻链：κ 为 18.50 g/L，λ 为 50.00 g/L。

2017-10-20骨髓涂片：浆细胞占 15.0%，其中幼浆细胞占 12.0%。

2017-10-24血清免疫固定电泳：血清游离轻链 κ 升高 (25.41 mg/L)，λ升高(> 17 050.00 mg/L)，κ/λ为0.00(0.26～1.65)，BNP 为 9453 pg/mL，血钙范围正常。

2017-10-27尿检：尿素氮及肌酐自住院以来逐步上升（尿素氮为 9.07 mmol/L，肌酐为 121.76 μmol/L），考虑肾脏受累。BNP 为 9516 pg/mL。

【临床诊断】

- 骨髓瘤病；
- 限制型心肌病（淀粉样变性可能性大）；
- 心力衰竭，心功能 Ⅲ 级；
- 心房颤动（持续性）；
- 心室内传导阻滞；
- 血吸虫性肝硬化（慢性）；
- 亚临床甲状腺功能减退症；
- 胸腔积液（右侧，大量）。

【超声心动图】

- 胸骨旁长轴切面：左室壁呈向心性肥厚，心肌回声增强，实质内可见散在"颗粒"样回声，瓣膜稍增厚，左心房扩大（图 3-2-1）。
- 心尖四腔心切面：双心房扩大，双室大小基本正常，左、右室壁均增厚，以室间隔增厚为明显，心肌回声明显增强，实质内可见散在"颗粒"样回声，房间隔增厚（图 3-2-2）。
- CDFI：二尖瓣见中度反流信号，三尖瓣见重度反流信号，估测肺动脉收缩压为 45 mmHg（图 3-2-3）。
- 二尖瓣口 PW：减速时间缩短，晚期充盈血流速度减慢（图 3-2-4）。二尖瓣环外侧组织多普勒：收缩期及舒张期心肌运动速度减慢为 4.7 cm/s（图 3-2-5）。
- 右心室功能参数：三尖瓣环 M 型位移为 11.3 mm（图 3-2-6），三尖瓣环右室壁组织速度 s' 为 7.7 cm/s（图 3-2-7）。

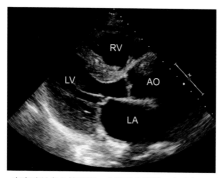

左室壁呈向心性肥厚，心肌回声增强，实质内可见散在"颗粒"样回声

图 3-2-1　胸骨旁长轴切面

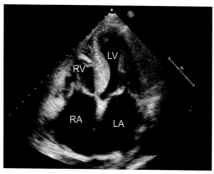

双心房扩大，左、右室壁均增厚，以室间隔增厚为明显；心肌回声增强，
实质内可见散在"颗粒"样回声，房间隔增厚

图 3-2-2　四腔心切面

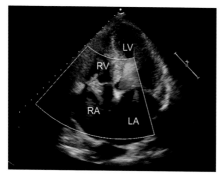

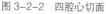

CDFI 显示二、三尖瓣均见少量反流信号

图 3-2-3　四腔心切面

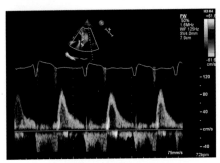

减速时间缩短，晚期充盈血流速度减慢

图 3-2-4　二尖瓣口脉冲多普勒

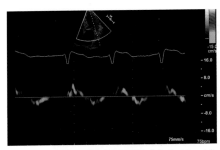

收缩期及舒张期心肌运动速度减慢（s'为 4.7 cm/s）

图 3-2-5　二尖瓣环外侧组织多普勒

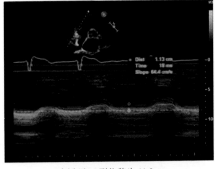

三尖瓣环 M 型位移为 11.3 mm

图 3-2-6　右心室功能参数

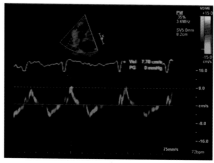

三尖瓣环右室壁组织速度 S'为 7.7 cm/s

图 3-2-7　右心室功能参数

【心电图检查】

- 心房颤动；
- 肢体导联低电压；
- 心室内传导阻滞；
- 疑右心室肥厚（图 3-2-8）。

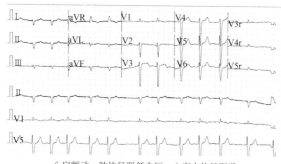

心房颤动，肢体导联低电压，心室内传导阻滞

图 3-2-8　心电图

【心脏 MRI】

- 左、右心房轻度增大，房间隔稍增厚；左、右室心肌增厚，左室心肌最厚处约 23 mm；二、三尖瓣见中度反流。
- 左、右心室整体收缩功能轻度减低，舒张功能受限。
- 延迟扫描左、右室心肌心内膜下弥漫性延迟强化；左、右心房壁亦可见延迟强化。
- 扫及双侧胸腔积液，右侧较多（图 3-2-9 ～图 3-2-11）。

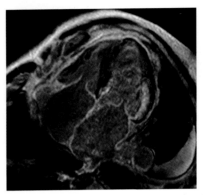

左、右心房轻度增大，房间隔稍增厚；左、右室心肌增厚，左、右室心肌心内膜
下弥漫性延迟强化；左、右心房房壁亦可见延迟强化；双侧胸腔积液

图 3-2-9　心脏 MRI

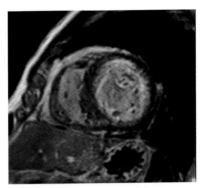

左、右室心肌增厚，胸腔积液

图 3-2-10　心脏 MRI

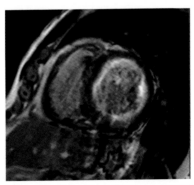

左、右室心肌增厚，左、右室心肌心内膜下弥漫性延迟强化，胸腔积液

图 3-2-11　心脏 MRI

【心脏 CT】

- 心脏扩大；
- 主动脉及冠状动脉见高密度钙化影；
- 右侧胸腔见液性密度，邻近肺组织致密（图3-2-12，图3-2-13）。

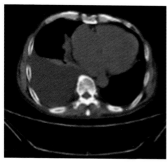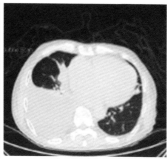

心脏扩大；右侧胸腔见液性密度，邻近肺组织致密

图 3-2-12 心脏 CT

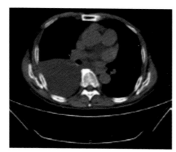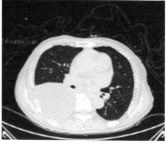

主动脉及冠状动脉见高密度钙化影；右侧胸腔见液性密度，
邻近肺组织致密

图 3-2-13 心脏 CT

【骨骼 MRI】

骨骼 MRI 未见异常（图 3-2-14）。

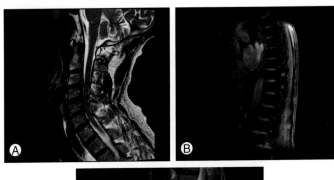

骨骼 MRI 未见异常

图 3-2-14　骨骼 MRI

【病理】

■ 骨髓活检：骨髓浆细胞呈单克隆增生，不排除为浆细胞骨髓瘤（图 3-2-15）。

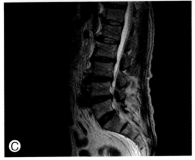

骨髓浆细胞呈单克隆增生，不排除为浆细胞骨髓瘤

A.HE 染色，×10；B.HE 染色，×100

图 3-2-15　骨髓活检

■ 脂肪活检：脂肪组织，小动脉管壁不规则增厚，管壁内可见淡

染，团块物质沉积（图 3-2-16）。

- 心肌活检：心肌刚果红染色阴性（图 3-2-17）。
- 胸水活检：未见癌细胞（图 3-2-18）。

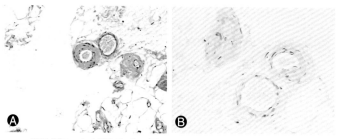

脂肪组织，小动脉管壁不规则增厚，管壁内可见淡染，团块物质沉积

A.HE 染色，×10；B.HE 染色，×100

图 3-2-16 脂肪活检

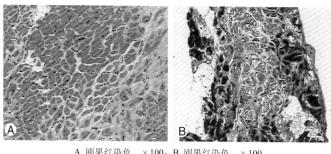

A. 刚果红染色，×100；B. 刚果红染色，×100

图 3-2-17 心肌活检

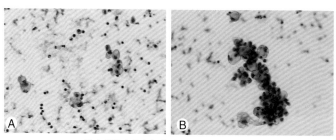

胸水活检未见癌细胞（HE 染色，×100）

图 3-2-18 胸水活检

【治疗】

目前治疗方向：治疗原发疾病；抗凝；改善心脏舒张功能；

关注血压变化（严禁利尿剂与 β 受体阻滞剂的使用）；必要时行透析治疗（肾代替治疗常在淀粉样变性时累及肾，晚期肾功能障碍时考虑，前提是原发疾病可以得到有效控制）。

【分析讨论】

左心室对称性肥厚可能原因之一是心肌淀粉样变性，现介绍一个与浆细胞疾病相关的心肌淀粉样变性的病例。

- 全身性淀粉样变性：是由不可溶的纤维蛋白沉积在不同组织、器官的细胞间导致的一种相对罕见的多系统疾病，心肌淀粉样变性则是淀粉样沉积累及心脏，可能是作为累及多系统（表 3-2-1）的一部分表现，也可能是仅累及局部的表现。患者可能就诊于不同的科室且诊断通常被延误。该病例与血液系统疾病（浆细胞疾病）相关，着重强调心脏超声、心肌标志物及组织活检在诊断方面的作用。

表 3-2-1　淀粉样变性诊断累及的系统和标准

器官	诊断标准
肾	24 小时尿蛋白 > 0.5 g/d，主要是白蛋白
心脏	心脏超声：舒张期左室壁平均厚度 > 12 mm（排除其他病因）；NT-proBNP 升高（> 332 ng/L）（排除肾衰竭及心房颤动）
肝	肝大，肝增宽，达 15 cm，排除心力衰竭及碱性磷酸酶是正常值的 1.5 倍
神经	周围神经病变：下肢对称感觉运动障碍 自主神经病变：胃排空障碍，直立性低血压，勃起障碍（男性），膀胱排空障碍（与直接器官淀粉样蛋白浸润无关）
胃肠道	与症状相关的活检明确
肺	与症状相关的活检明确 影像学浸润性病变征象
软组织	巨大舌 关节病变 跛行，推断血管淀粉样变性 皮肤病变 肌肉病变活检确诊／肌肉假性肥大 淋巴结病（可能为局限病变） 腕管综合征

- 发病机制：淀粉样变性是细胞内外异常不可溶的淀粉样纤维沉积导致的临床疾病。目前依据纤维蛋白的种类进行分类（据目前所知，超过 30 种蛋白可以在活体内形成扰乱相应组织结构及

功能的淀粉样纤维），其中包括免疫球蛋白淀粉样变性（由单克隆免疫蛋白轻链组成的纤维沉积引起的病变，累及心脏的概率很高），如本例患者。不论是什么类型的淀粉样变性，心肌淀粉样变性（表3-2-2）表现为限制型心肌病——逐步的舒张功能障碍，接着出现双心室收缩功能障碍及心律失常。

表3-2-2 常见累及心脏的全身性淀粉样变性

类型	蛋白	产生部位	累及器官
免疫球蛋白淀粉样变性	免疫球蛋白轻链 κ/λ	骨髓	肾，心脏，胃肠道，肝，神经系统，软组织
家族性淀粉样变性	变异型转甲状腺素蛋白（TTR）	肝	神经系统，心脏
老年性淀粉样变性	野生型转甲状腺素蛋白（TTR）	肝	心脏
继发性淀粉样变性	血清淀粉样蛋白A	肝	肾，胃肠道，肝，神经系统，脾，心脏（罕见）
单纯性心房淀粉样变性	心房钠尿肽	心房	心房

- 超声心动图特征性表现：心脏超声可以有多个特异性征象指向心肌淀粉样变性。在一些心肌活检为假阴性的患者中，心脏超声通常有阳性结果。最常见的心脏超声表现是左心室肥厚，但是这个特征在诊断淀粉样变性方面特异性较差：高血压性心脏病、肥厚型心肌病及其他浸润性心肌病均可有类似表现。"斑点"或者"颗粒"样的心肌改变已经被报道作为特征性的超声改变，但是由于机器增益的设置，该表现在临床运用时可能被干扰，同时该表现也可出现在导致左心室肥厚的其他病变中。增厚的房间隔在淀粉样变性的后期病变中具有100%的特异性。其他特征包括双心房扩大、瓣膜增厚及心包积液。舒张功能障碍亦是一个特征（大部分患者二尖瓣血流频谱变现为限制型）。斑点追踪成像在诊断方面也有重要作用，在早期的心肌淀粉样变性中，左室短轴缩短率可观的情况下可发现不成比例的长轴收缩减弱。需要注意的是：特征性表现通常在疾病后期出现，一旦患者出现充血性心力衰竭，中值存活期通常＜6个月；依赖于早期诊断（图3-2-19，图3-2-20）与正确的治疗——器官功能可在血液疾病得到控制后的第2.4个月

（中值）得到提高。在诊断不明确的患者中，定期的心脏超声随访可显现出端倪。

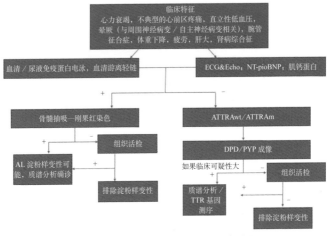

图 3-2-19　心肌淀粉样变性的诊断流程

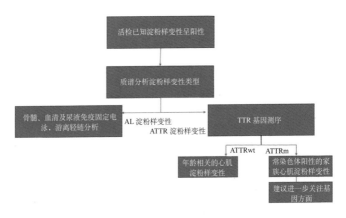

图 3-2-20　心肌淀粉样变性的诊断流程

- 心脏MRI：与心脏超声类似，可提供功能及形态方面的信息。但在肾脏受损的患者中，造影剂的使用受到限制。同时，对于起搏器／除颤器植入的患者，运用也有限。
- 心电图：表现为左心室低电压，亦可结合超声心动图显示左心室质量的比值分析。通常心电图显示左心室电压／左心室质量不一致或者减小。

- 金标准：心内膜心肌活检尽管是金标准，但在心脏超声及生化已经足够诊断或者病理可从其他组织（腹壁／直肠）获取时，此项操作不一定要采取。该病例心肌活检为阴性，但在国外的报道中也有类似病例。除了可能的轻链心肌淀粉样变性（light-chain cardiac amyloidosis，LLCD）（活检呈阴性，通常累及肾，少见累及心脏），还可能解释为心肌不均匀受累。该病例腹壁活检为阳性，因此考虑心肌活检阴性结果是由淀粉样蛋白沉积不均匀导致。

- 治疗：分为支持性治疗及抑制相应淀粉样纤维前体蛋白的产生。标准的心力衰竭治疗方案益处不大，甚至可因为血压降低导致患者死亡，如即使小剂量血管紧张素转化酶抑制剂或血管紧张素Ⅱ受体拮抗剂的使用也可能导致血压的大幅度下降，这可能与该疾病影响自主神经系统相关。抗凝治疗很有必要，值得注意的是，尽管患者为窦性心律，由于心房结构的破坏，患者并发心房血栓的可能性仍然很高。几种针对减少淀粉样纤维前体蛋白产生的药物现已在临床使用。

- 多学科合作：临床上可以采用多项指标（如 BNP、肌钙蛋白）来预测患者预后，但总体心肌淀粉样变性预后差。遇到此类患者需要多学科合作，争取尽早发现，及早治疗。

【病例启示】

- 心肌淀粉样变性是不同类型淀粉样变性对心脏的侵犯。这种情况很罕见，不易诊断，而且预后差。
- 在此类疾病中常需要临床征象、超声表现及升高的心肌标志物进行综合诊断，一方面及时建立针对心肌淀粉样变性治疗方案；另一方面关于心脏的治疗方案通常是支持性的，且结局并不会很理想。
- 早期诊断和干预可能会对预后有改善，某些病例超声心动图有特征性表现，需要仔细观察。

作者：费洪文，钟立业
单位：广东省人民医院，广东省心血管病研究所

病例 3
心肌淀粉样变性：限制性充盈障碍

【病史、体征及相关检查】

患者，男性，71 岁。

主诉：间断胸闷、气促 3 年余，加重 1 个月。

现病史：患者于 2016 年在无明显诱因的情况下出现胸闷、气促，夜间能平卧，双下肢不肿，未予重视。患者于 2018 年在当地医院行心脏超声检查提示"室间隔增厚，左心房增大，左心室限制性舒张功能障碍，LVEF 为 55%"。冠状动脉 CTA 提示"左冠状动脉前降支中段及远段浅表心肌桥形成"。1 个月前，患者自觉胸闷、气喘较前明显加重，伴双下肢轻中度水肿，予以住院治疗，对症处理，患者自觉症状仍持续加重。

既往史：有脑梗死病史 1 月余，未有肢体活动障碍的后遗症；有胆囊结石病史 2 年余，行微创手术；有胃食管反流史 3 年余；确诊为乙型肝炎 20 余年，目前进展为肝硬化。

体格检查：颈静脉无怒张，两肺听诊呼吸音粗，未闻及明显干湿性啰音。心脏相对浊音界无扩大，心率 80 次 / 分，心律齐，各瓣膜听诊区未闻及病理性杂音。腹软，无压痛及反跳痛，肝脾肋下未触及。双下肢中度浮肿。

辅助检查：NT-proBNP > 35 000 pg/mL，肌酐为 172 μmol/L，其他血常规、生化、肝功能、肾功能指标基本正常；甲状腺功能指标：T3 为 0.608 ng/mL，FT3 为 1.51 ng/mL，T4、FT4、TSH、ATG、Anti-TPO 正常；免疫方面的检查为阴性。

【超声心动图】

- 左室长轴切面：左心房内径增大，左心室内径正常，室间隔增厚，最厚处（为 13.8 mm）位于室间隔中段，左心室后壁偏厚，乳头肌肥大，左室心肌呈"颗粒"样回声改变，室间隔及左室壁整体运动减低（图 3-3-1）。

- 左室短轴切面：室间隔增厚，最厚处位于室间隔中段，左心室游离壁偏厚，室间隔及左室壁整体运动减低，左室心肌呈"毛玻璃"样回声（图 3-3-2）。

- 四腔心切面：双心房扩大（左心房大小为 68 mm × 46 mm，右心房大小为 57 mm × 44 mm），右心房周围见微量无回声区（图 3-3-3），左心室收缩功能减低，LVEF 为 44%（图 3-3-4），二、三尖瓣形态及开放幅度正常，关闭欠佳；CDFI：二尖瓣见中量反流信号，三尖瓣见少 - 中量反流信号（图 3-3-5）；二尖瓣口血流速度 E = 101 cm/s，A 峰为 37.3 cm/s，E/A 为 2.7（图 3-3-6）。二尖瓣环组织速度 e' 为 4.75 cm/s，E/ e' 为 21.3（图 3-3-7）；三尖瓣反流频谱峰值速度为 299 cm/s，压差为 36 mmHg，估测肺动脉收缩压为 46 mmHg（图 3-3-8）。

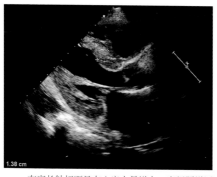

左室长轴切面见左心房内径增大，室间隔增厚，乳头肌肥大，心肌呈"颗粒"样回声改变，室壁运动减低

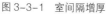

图 3-3-1　室间隔增厚

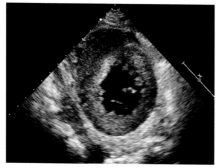

左室短轴切面见室间隔增厚，左心室游离壁偏厚，心肌呈"颗粒"样回声改变

图 3-3-2　室间隔增厚

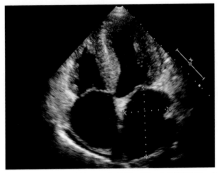

四腔心切面见双心房增大，心室内径正常；室间隔增厚，心肌呈"颗粒"样回声改变，微量心包积液

图 3-3-3 室间隔增厚

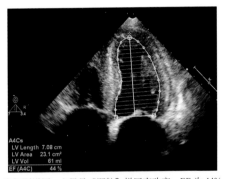

室间隔增厚，心肌呈"颗粒"样回声改变，EF 为 44%

图 3-3-4 左心室收缩功能减低

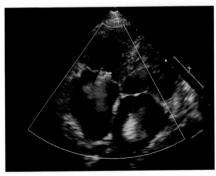

CDFI 显示二、三尖瓣反流

图 3-3-5 二、三尖瓣反流

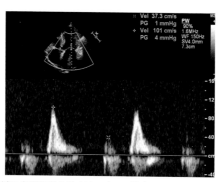

二尖瓣口血流速度 E 为 101 cm/s，A 峰为 37.3 cm/s，E/A 为 2.7

图 3-3-6 二尖瓣口舒张期血流

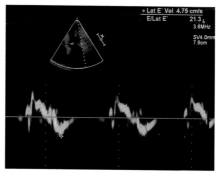

二尖瓣环组织速度 e' 为 4.75 cm/s，E/e' 为 21.3

图 3-3-7 二尖瓣环组织多普勒

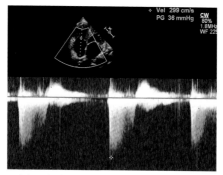

根据三尖瓣反流估测肺动脉收缩压为 46 mmHg

图 3-3-8 三尖瓣反流频谱

【超声心动图提示】

- 室间隔增厚，左心室游离壁偏厚，左室壁整体运动减低；
- 双心房扩大；
- 二、三尖瓣反流；
- 肺动脉压增高；
- 微量心包积液；
- 左心室收缩功能减低，左心室限制性舒张功能减低；
- 心肌淀粉样变性待排查，建议进一步检查。

【影像 / 手术结果】

- 心电图：极度窦性心动过缓，房室交界性逸波，室内传导阻滞，肢体导联低电压，Q-T 延长（图 3-3-9）。

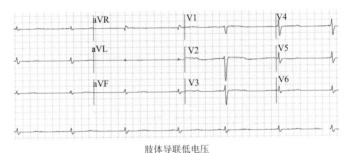

肢体导联低电压

图 3-3-9　心电图

- 胸部 CTA：左心耳血栓形成（图 3-3-10）。

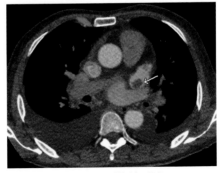

左心耳血栓（箭头）形成

图 3-3-10　胸部 CTA

■ 心脏 MRI：心肌钆显像呈"斑片"状延迟强化（图 3-3-11）。

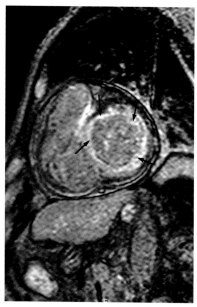

心肌钆显像呈"斑片"状（箭头）延迟强化

图 3-3-11　心脏 MRI

■ 胃镜及胃黏膜活检：刚果红染色阳性（图 3-3-12）。

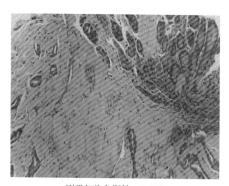

刚果红染色阳性，×100

图 3-3-12　胃镜及胃黏膜活检

【最终诊断】

■ 限制型心肌病，心肌淀粉样变性，NYHA Ⅳ级；

- 左心耳血栓形成；
- 心包积液，双侧胸腔积液；
- 慢性非萎缩性胃炎伴糜烂。

【鉴别诊断】

- 肥厚型心肌病：表现为心室壁增厚，心肌呈点片状增强，肥厚型心肌病的特征是左室心肌异常肥厚，左心室重量明显增加而左室腔正常或减小。依据左心室壁肥厚的部位，肥厚型心肌病可分为：Ⅰ型，局限于前间隔；Ⅱ型，局限于前间隔和后间隔；Ⅲ型，广泛性左室壁肥厚而只左室后壁基底段厚度正常；Ⅳ型，心尖肥厚型。鉴别：心肌无闪烁"颗粒"样回声；左心室收缩功能大多正常，多数存在左心室舒张功能轻 - 中度降低，但很少发展为限制性舒张功能降低。
- 尿毒症性心肌病：心肌肥厚，可为向心性、离心性和不对称性，不对称性时须与肥厚型心肌病相鉴别。心腔扩大，以左心增大为主，尿毒症终末期，左心室可显著增大。心肌回声由于机体钙、磷代谢异常，加之继发性甲状旁腺功能亢进，引起钙在心肌及血管壁内沉积，致使心肌回声增强，呈闪烁"小斑点"状。此外，心瓣膜和乳头肌增厚、钙化，心包积液。需要与肾功能不全相鉴别。
- 甲状腺功能减低性心肌病：心室壁增厚以室间隔增厚为多，也可均匀性增厚，心室壁内可见不规则点状回声；室壁增厚与心肌内黏多糖沉积和水肿有关，心室壁运动减弱或出现节段性运动减弱；左心房增大，左心室正常或缩小，少数全心增大，有心包积液。需要与甲状腺功能减退症相鉴别。
- 瓣膜病所致的室壁增厚：心室壁增厚与瓣膜狭窄的程度有关，很少发展至限制性舒张功能减低。需要与瓣膜狭窄相鉴别。
- 缩窄性心包炎：二者的鉴别见表 3-3-1。

【分析讨论与病例思考】

- 心肌淀粉样变性：由于原发性或继发性因素致使淀粉样物质沉积在心肌间质，同时不断浸润损伤心肌细胞，主要引起心脏限制性充盈障碍，最终导致进行性心力衰竭为主要表现的一种心脏疾病。

表 3-3-1 缩窄性心包炎与心肌淀粉样变性的鉴别

	缩窄性心包炎	心肌淀粉样变性
心房增大	明显	显著
心内膜厚度	正常，< 1 mm	增厚，> 1 mm
心包厚度	增厚，回声增强，> 3 mm	正常，< 2 mm
心脏形态失常	常见	极少见
室间隔异常运动	常见	极少见
二、三尖瓣反流	少	较多
呼吸对二尖瓣 E 峰的影响	吸气时，E 峰减小 ≥ 25%	不随呼吸变化或变化不明显
肝静脉血流速度	S > D，呼气时 D 下降	S < D，吸气时 S 下降
肺静脉血流速度	S=D，随呼吸变化	S > D，很少随呼吸变化
TDI 二尖瓣环 E 峰速度 E'	≥ 8.0 cm/s	< 6.0 cm/s
E/ e'	< 15	> 15

- 心肌淀粉样变性的分型：原发型心肌淀粉样变性（轻链型）为最常见的心肌淀粉样变性，是由单克隆轻链（或 k）浓度增高所致，该患者的血液和尿液中单克隆轻链未查，且拒绝做骨髓穿刺，故无法获取骨髓浆细胞形态和比例；继发型心肌淀粉样变性是由淀粉样 A 蛋白在心肌沉积所致的一类疾病，非常少见，主要继发于慢性感染、肿瘤或自身免疫性疾病，该患者有慢性肝硬化病史，因此不能排除；老年性心肌淀粉样变性是由甲状腺素转运蛋白在心肌异常沉积所致，主要见于 80 岁以上患者，60 岁以下患者罕见，该患者不能排除；血透相关性心肌淀粉样变性见于长期血透患者，由于透析不能清除血液中的 β_2 微球蛋白，异常升高的 β_2 微球蛋白在心脏导致该病形成。该患者无血透史，因此除外；遗传性心肌淀粉样变性相对见于青年人，是由编码 *TTR* 基因突变导致功能异常的 *TTR* 在心脏沉积。该患者发病年龄晚，需行进一步的 *TTR* 基因检查以明确诊断。

- 心肌淀粉样变性的临床表现：进行性难治性心力衰竭或不明原因的多浆膜腔积液；左心室肥厚，伴心电图低电压；左室壁均匀肥厚伴室壁弥漫性、活动性减低；既往高血压患者血压正常或进行性血压降低；心电图显示病理性 Q 波，而冠状动脉造影可除外冠状动脉病变；舌体宽大且肥厚。

- 心肌淀粉样变性的诊断：超声心动图是诊断和评估心肌淀粉样变性的首选无创检查方法，心肌淀粉样变性的典型超声心动图表现为增厚的心肌中可见散在圆形或不规则的闪烁"颗粒"样回声；舒张功能严重受损，常呈限制性充盈障碍；早－中期 LVEF 正常或轻度下降，但心排量明显降低；双心房增大，心室内径正常或偏小。但仅靠心肌增厚伴亮斑回声尚不足以诊断心肌淀粉样变性，其他疾病如高血压患者（特别存在肾衰竭时）、糖原沉着症和肥厚型心肌病也可出现类似的亮斑回声。当心室壁增厚与心电图电压不符时，应高度怀疑心肌淀粉样变性的可能。心肌淀粉样变性确诊需要通过心内膜活检和组织化学染色诊断，确定淀粉样物质沉积可用 HE 染色、甲紫和硫黄素染色，刚果红染色在偏光下产生苹果绿样折射是淀粉样变性最特异的现象，也可在电子显微镜下观察淀粉样物质沉积。最准确的是心内膜活检，阳性率为 100%。以往认为证实淀粉样物质在活检组织中沉积是心肌淀粉样变性的唯一方法，心内膜活检是心肌淀粉样变性最直接的确诊方法，心脏以外活检发现淀粉样物质沉积，结合超声心动图、心电图及心脏 MRI 的特征性改变也可诊断，无须再做心内膜活检，这些部位包括舌头、皮下脂肪垫、肾、骨髓、胃黏膜、直肠黏膜等，皮下脂肪垫活检结合骨髓刚果红染色对淀粉样变性患者组织学诊断率达 90%，腹部脂肪活检阳性率＞70%。
- 心肌淀粉样变性的限制性充盈障碍：心肌淀粉样变性属限制型心肌病，主要表现为限制性心室生理学异常，即限制型充盈障碍。通过超声可以进行评估，主要表现为心房扩大，二尖瓣口血流频谱 E 增高，A 峰减低，E/A＞2；二尖瓣环组织多普勒 e' 减低＜6.0 cm/s，E/e'＞15。本例患者双心房明显扩大，E/A 为 2.7，二尖瓣环组织速度 E' 为 4.75 cm/s，E/e' 为 21.3，符合心肌淀粉样变性限制型充盈障碍的表现。
- 心肌淀粉样变性的治疗：基础病治疗，化疗，自体干细胞移植，心肝联合移植等。
- 心肌淀粉样变性的预后：心肌淀粉样变性是一种多系统受累的全身性疾病，一旦心脏受累，出现临床症状，则病程进展迅速，中位生存期一般小于 6 个月。尤其发展为右心衰竭后病情进展性恶化，常常短期死亡。死亡原因主要为充血性心力衰竭，其次为心源性猝死。既往研究表明，NYHA 分级、NT-

proBNP 水平、LVEF、室间隔厚度、E/A 比值等与患者预后相关，可以作为心肌淀粉样变性患者预后的预测条件。

作者：刘怡
单位：上海中医药大学附属曙光医院

病例 4

心肌淀粉样变性：伴左心室极危血栓形成

【病史、体征及相关检查】

患者，男性，61 岁。

主诉：胸闷 6 个月，再发伴双下肢浮肿 2 个多月。

现病史：患者 6 个月前无明显诱因出现胸闷，后症状逐渐加重，2 个多月前出现双下肢浮肿，外院查胸部 CT 显示"双侧胸腔积液"，予引流后胸闷症状减轻。1 周前患者入院就诊，白蛋白为 22.3 g/L，肌酐为 88 μmol/L，拟诊断为"肾病综合征，Ⅱ型糖尿病，糖尿病性肾病，胸腔积液"，现收住院。

既往史：糖尿病病史 10 余年，给予胰岛素控制血糖；原发性血小板增多症 5 年，间歇服用羟基脲；否认高血压、结核等病史。

体格检查：体温 36.2 ℃，血压 88/60 mmHg，呼吸 20 次/分，脉搏 100 次/分。心界向左下扩大，心律齐，未闻及杂音。呼吸音粗，双下肺可闻及湿性啰音。颈静脉怒张，双下肢浮肿。腹部（−）。

辅助检查

- ➢ 实验室检查：D-二聚体（1.43 mg/L）升高，APTT（44.3 s）延长，PT（12.8 s）正常范围，BNP（531 pg/mL）升高，白蛋白（18.7 g/L）降低，肌酐（97 μmol/L）正常；24 小时尿蛋白量 9.53 g，免疫球蛋白 IgG（5.31 g/L）、IgA（1.44 g/L）、IgM（0.70 g/L）均在正常范围，血游离 λ 轻链降低（0.86 mg/L），尿 λ 轻链升高（238 mg/L）；血液免疫固定电泳显示符合 λ 型轻链病图谱特征，尿液免疫固定电泳显示本−周蛋白（游离 λ 轻链为主），流式细胞术显示 λ 呈限制性表达，骨髓涂片显示浆细胞比例增加。
- ➢ 心电图：肢体导联、左胸导联低电压（图 3-4-1）。

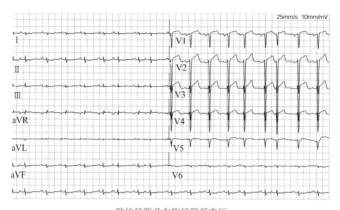

肢体导联及左胸导联低电压

图 3-4-1　心电图

【心脏 MRI】

- 室间隔、左心室各壁弥漫性增厚，信号异常，弥漫性强化。
- 心脏 MRI 提示"心肌弥漫性疾病，淀粉样变性可能"（图 3-4-2，图 3-4-3）。

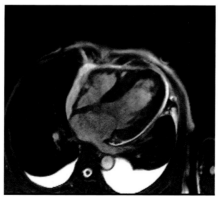

室间隔及左室壁呈弥漫性增厚

图 3-4-2　心脏 MRI 平扫

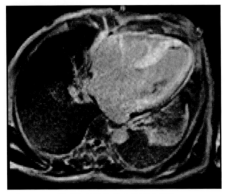

增厚的心肌表现为弥漫性强化

图 3-4-3　心脏 MRI 延迟增强

【经胸超声心动图】

- 胸骨旁左室长轴切面：左心房增大，室间隔及左心室后壁明显增厚，心肌回声增强，呈颗粒感，实时动态观察室壁收缩活动呈弥漫性减弱，收缩功能明显减低，LVEF 值约为 37%，可见左心室后方少量心包积液及左侧胸腔积液（图 3-4-4）；CDFI：收缩期二尖瓣见中度反流信号（图 3-4-5）。

- 胸骨旁左室短轴切面（二尖瓣水平）：左室壁均匀性增厚，内部回声呈"颗粒"样增强，似"钻石"样改变，实时观察室壁收缩活动明显减弱且僵硬，可见左心室后方心包积液（图 3-4-6）。

- 胸骨旁左室短轴切面（心尖水平）：心尖部见一类圆形中等回声团块附着于室间隔，基底窄，边界清，内部回声欠均匀，中间部分呈低回声，实时观察团块活动度大，并可见左心室腔内自发性造影现象（云雾影回声）（图 3-4-7）。

- 心尖四腔心切面：左、右心房增大，左室壁明显增厚，心肌回声增强，呈"颗粒"样改变，实时观察室壁收缩活动明显减弱，心尖部探及一大小约为 22 mm×16 mm 的椭圆形中等回声团块，基底部窄，连于室间隔，边界清，内部回声欠均匀，中间部分呈低回声，实时观察团块活动度大，并可见左心室腔内明显的自发性造影（图 3-4-8，图 3-4-9）；CDFI：收缩期可见二尖瓣中度反流信号（图 3-4-10），三尖瓣轻 - 中度反流信号（图 3-4-11）。

- 频谱多普勒：二尖瓣口血流为限制性充盈模式，E 峰约为 95 cm/s，且 E 峰减速时间缩短，A 峰显著减低，约为 27 cm/s，

E/A > 2（图 3-4-12）。组织多普勒检测：舒张早期二尖瓣环间隔侧运动速度 E'峰显著降低，约为 3 cm/s；收缩期 S 峰亦明显降低，约为 5 cm/s（图 3-4-13），E/e'约为 32，提示"左心室充盈压增高"。

【超声心动图提示】

- 左室壁弥漫性肥厚，考虑心肌淀粉样变性；
- 左室心尖部血栓（活动度大）；
- 二尖瓣反流（中度）；
- 左心室收缩功能减低；
- 左心室舒张功能重度减退。

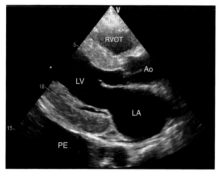

胸骨旁左室长轴显示心肌弥漫性肥厚，回声增强，内部见"颗粒"样强回声，室壁运动弥漫性减弱，左心房增大，少量心包积液及左侧胸腔积液

图 3-4-4　左室心肌弥漫性肥厚

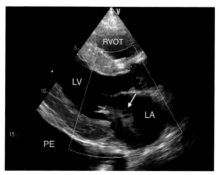

CDFI 显示收缩期左心房内反流信号（箭头）

图 3-4-5　二尖瓣中度反流

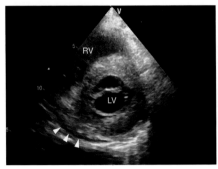

二尖瓣水平左室短轴显示室壁均匀性增厚，内部回声呈现"颗粒"样增强，左心室后方可见少量心包积液（三角形箭头）

图 3-4-6　左室壁对称性肥厚，运动减弱

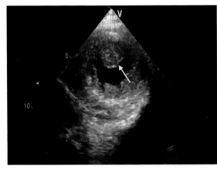

心尖水平左室短轴见心尖部一类圆形中等回声团块，基底窄，附着于室间隔，边界清晰，内部回声较均匀（箭头）

图 3-4-7　左室心尖部团块

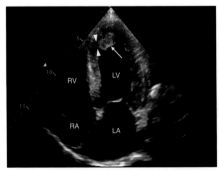

心尖四腔心切面见左、右心房增大，心肌明显增厚，内部见"颗粒"样强回声，心肌收缩活动弥漫性减弱；心尖部见一椭圆形中等回声团块（长箭头），基底窄（三角形箭头），边界清，内部回声欠均匀，中间部分呈低回声

图 3-4-8　心肌弥漫性增厚，心尖部团块

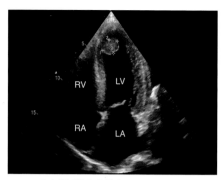

心尖部团块大小约为 22 mm × 16 mm

图 3-4-9 心尖部有一团块

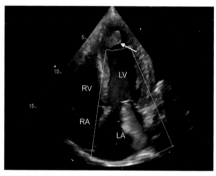

心尖四腔心切面 CDFI 显示左心房内二尖瓣中度反流信号, 亦可见心尖部团块 (箭头)

图 3-4-10 二尖瓣中度反流

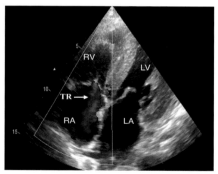

心尖四腔心切面 CDFI 显示右心房内三尖瓣轻 – 中度反流信号 (箭头)。

TR: 三尖瓣反流

图 3-4-11 三尖瓣轻中度反流

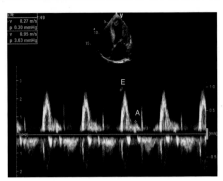

频谱多普勒检测舒张期二尖瓣口血流典型限制性充盈，E/A > 2，

E 峰减速时间短，A 显著降低

图 3-4-12　二尖瓣口血流限制性充盈障碍

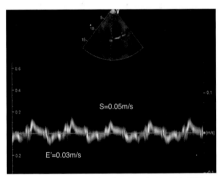

组织多普勒可见二尖瓣环间隔侧舒张早期 E' 峰明显减低，E/E' 增高

（约为 32），收缩期运动速度（S 峰）亦显著减低

图 3-4-13　二尖瓣环组织多普勒速度减低

【鉴别诊断】

- 心肌肥厚与肥厚型心肌病的鉴别：肥厚型心肌病常表现为左室壁不对称性增厚，以室间隔为明显，增厚心肌排列紊乱，回声可不均匀，但无"颗粒"样强回声表现，室壁收缩运动不减弱反而增强，舒张功能往往为轻至中度减低，很少呈限制性充盈状态；梗阻性肥厚型心肌病可造成左室流出道梗阻，其心电图多表现为左心室肥大伴劳损，而不是肢体导联低电压。

- 与其他限制型心肌病心肌肥厚的鉴别：结节病、嗜酸性粒细胞增多性心内膜炎、心内膜纤维化等也可表现为限制性充盈障碍，鉴别诊断往往需要结合临床其他结果甚或心内膜活检来明确。

- 血栓与黏液瘤的鉴别：黏液瘤多见于左心房，肿瘤的形态多不规则，表面不光滑，质地较软，有蒂连于心内膜表面，运动幅度亦较大，有时可脱入二尖瓣口造成左室流入道梗阻。本例患者左心室血栓仅从图像表现与黏液瘤难以鉴别，结合左心室的形态及功能表现考虑为血栓。

【病理结果】

- 腹壁脂肪活检病理：脂肪及少量纤维结缔组织，刚果红染色阳性（图 3-4-14，图 3-4-15）。
- 舌肌活检病理：肌组织轻度水样变性，刚果红染色阳性（图 3-4-16，图 3-4-17）。

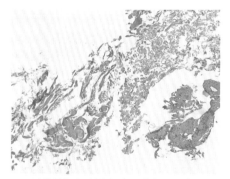

淀粉样物质呈淡蓝色（HE 染色，×40）

图 3-4-14　腹壁脂肪组织活检病理切片

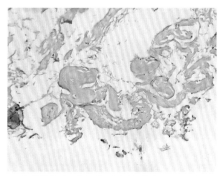

淀粉样物质呈橘红色（刚果红染色，×400）

图 3-4-15　腹壁脂肪组织活检病理切片

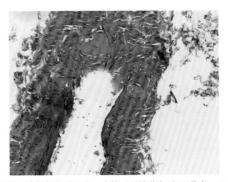

舌肌组织见淀粉样物质浸润，光镜下呈淡蓝色（HE 染色，×400）

图 3-4-16　舌肌组织活检病理切片

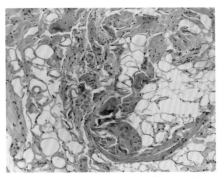

淀粉样物质呈橘红色（刚果红染色，×400）

图 3-4-17　舌肌组织活检病理切片

【最终诊断】

- 心肌淀粉样变性；
- 左心室血栓。

【分析讨论与经验体会】

- 心肌淀粉样变性：由于原发性或继发性因素导致淀粉样物质沉积于心肌组织，从而引起心脏舒缩功能和传导系统障碍，具有典型限制型心肌病的临床表现。所谓淀粉样物质是指前体蛋白以异常的 β 折叠形式沉积在细胞外的某种自体蛋白纤维，经刚果红染色，偏振光显微镜下呈现苹果绿双折射。原发性淀粉样变多是由单克隆丙种球蛋白血症、多发性骨髓瘤异常生成的 κ 或 λ 轻链等免疫球蛋白片段形成的淀粉样物质沉积所致。

- 发病机制：淀粉样物质可以沉积于心脏的任何部位，主要累及心肌、心脏瓣膜、房间隔及心包，进而干扰心肌细胞正常功能，最终导致进行性心脏舒张和收缩功能障碍、传导阻滞、心力衰竭，甚至猝死。另一种可能的发病机制是淀粉样物质对心肌的直接毒害作用，有研究发现单克隆轻链会增加心肌细胞的氧化应激效应，从而使心肌细胞功能发生损害。

- 超声心动图的价值：心肌淀粉样变性是浸润性限制型心肌病的主要病因。超声心动在限制型心肌病的诊断中具有一系列的特征表现，主要为：①室壁呈弥漫性增厚，增厚的心肌内可见"颗粒"样闪耀强回声；②可累及左、右心室，心室腔内径正常或缩小，疾病早期收缩功能常正常或轻度降低，而双侧心房往往明显增大，累及房间隔者，房间隔增厚、回声增强；③疾病后期，呈现典型的重度限制性充盈，表现为二尖瓣E峰增高，DT缩短，A峰减低，$E/A > 2$，E/E'增加，左心室充盈压增高；右心室充盈压升高，下腔静脉增宽，吸气塌陷率 $< 50\%$；④二、三尖瓣增厚，伴轻至中度瓣膜反流；⑤心包积液，多数患者有少量积液，也可出现大量心包积液甚至心包压塞；⑥心房或心室内血栓，像本例患者就合并了左心室血栓及左心室内自身造影现象；⑦超声心动图新技术（如组织多普勒应变率成像、斑点追踪成像等）可以发现淀粉样变性的心肌形变能力下降。总之，超声心动图对心肌淀粉样变性具有多方面的价值，不仅可以观察心脏形态结构的改变，还可以判断瓣膜功能的损害情况，同时详细评估心脏舒张、收缩功能的异常。

- 危险的血栓：本例患者左心室血栓与心室壁的附着面小，突出于左室腔内且有一定的活动度。这些特点表明该血栓极易脱落，导致体循环栓塞，从而造成极大的危害。

作者：廖书生，叶腾
单位：温州医科大学附属第一医院

病例 5

心内膜弹力纤维增生症：增厚的心内膜和极度扩大的左心室

【病史、体征及相关检查】

患儿，女性，1 岁。

主诉：腹泻，气促、精神差，发现心脏扩大 4 个多月。

现病史：患儿 4 个月前因"腹泻 5 天，气促，精神差 3～4 天，发现心脏扩大 1 天"于当地医院就诊，给予多巴胺、硝普钠、地塞米松、人免疫球蛋白、头孢曲松等对症治疗，病情好转。出院诊断为：①扩张型心肌病；②心源性休克；③肺炎；④代谢性酸中毒。出院后继续口服地高辛 0.05 mg、卡托普利 8.33 mg、氢氯噻嗪 8.33 mg、螺内酯 8.33 mg，均每 12 小时／次。为进一步诊治，以"心脏扩大"入院治疗。

既往史：既往体健，否认结核、肝炎等传染病病史，无手术史及输血史，无药食过敏史，正规预防接种。否认家族遗传病病史，无疫区居住史。

体格检查：体温 36.5 ℃，脉搏 140 次／分，呼吸 40 次／分，血压 90/60 mmHg。双肺呼吸音粗，心前区无杂音。

辅助检查

> 心电图：Ⅱ、Ⅲ、aVF 导联、V4-V6 导联 ST 段压低 0.1～0.2 mV，RV5+SV1=5.4 mV，提示左心室高电压（图 3-5-1）。

> 胸部 X 线：胸廓对称，气管居中，双肺纹理增多，肺野透过度减低，右肺野见模糊片影，左肺野被遮挡，心影增大，心胸比约为 0.2。

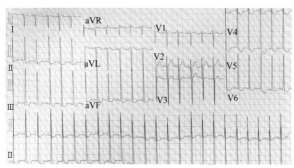

Ⅱ、Ⅲ、aVF 导联、V4-V6 导联 ST 段压低 0.1 ~ 0.2 mV，V4-V6 导联 T 波倒置，
RV5+SV1=5.4 mV，提示左心室高电压

图 3-5-1　心电图

【超声心动图】

- 胸骨旁左室长轴切面：左心明显增大，以左心室增大为著，
  LVDD 达 46 mm，室壁运动普遍减低；M 型超声：心功能测量
  EF 明显减低，仅为 27%；CDFI：二尖瓣少量反流（图 3-5-2，
  图 3-5-3）。

- 心尖四腔心切面：左心增大，以左心室球形增大为著；
  CDFI：二尖瓣少量反流（图 3-5-4，图 3-5-5）。

- 左室短轴切面：室壁运动普遍减低，在乳头肌水平可见回声增
  强（明显增厚的心内膜），且以左心室下后壁为著（图 3-5-6）。

- 心尖三心腔切面：后壁回声增强，室壁运动减低，前间隔运动
  幅度较后壁运动好（图 3-5-7）。

- 大动脉短轴切面：左、右冠状动脉起源未见异常（图 3-5-8）。

- 综合以上超声心动图检查：患儿左心增大，以左心室球形增大
  为主，室壁运动普遍减低，左心室收缩及舒张功能均显著下
  降，心内膜明显增厚，无冠状动脉起源异常，提示"心内膜弹
  力纤维增生症"。

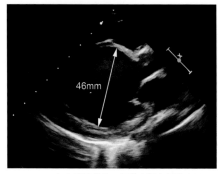

左心明显增大，舒张末期内径为 46 mm（双箭头）

图 3-5-2　胸骨旁左室长轴切面

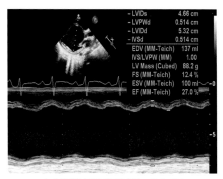

LVIDs	4.66 cm
LVPWd	0.514 cm
LVIDd	5.32 cm
IVSd	0.514 cm
EDV (MM-Teich)	137 ml
IVS/LVPW (MM)	1.00
LV Mass (Cubed)	88.2 g
FS (MM-Teich)	12.4 %
ESV (MM-Teich)	100 ml
EF (MM-Teich)	27.0 %

心功能测量 EF 明显减低，仅为 7%

图 3-5-3　M 型超声

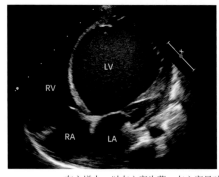

左心增大，以左心室为著，左心室呈球形扩大

图 3-5-4　心尖四腔心切面

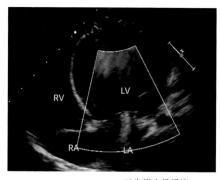

二尖瓣少量反流

图 3-5-5　心尖四腔心切面

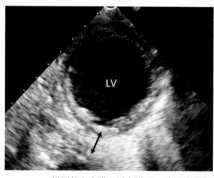

增厚的心内膜，回声增强，以下后壁为著（箭头）

图 3-5-6　左室短轴切面

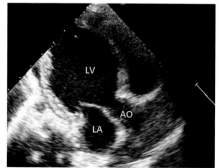

后壁回声增强，运动幅度差

图 3-5-7　心尖三心腔切面

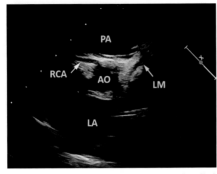

探查冠状动脉未见起源异常。RCA：右冠状动脉（白箭头）；

LM：冠状动脉左主干（黄箭头）

图 3-5-8　大动脉短轴切面

【超声心动图提示】

- 左心室明显扩大，心内膜增厚；
- 二尖瓣反流（轻度）；
- 左心功能明显减低；
- 考虑为心内膜弹力纤维增生症。

【鉴别诊断】

- 扩张型心肌病：2 岁以上患儿更为常见，临床中有反复心功能不全表现，心界扩大，心音低钝；X 线检查可见心影增大；心电图可见肢体导联低电压、ST-T 表现；超声心动图表现为全心扩大，心功能下降，但心内膜厚度及回声无明显改变，二者表现极为相似。本例患儿起病年龄小，且心脏超声提示"心内膜增厚，回声增强，与活动有关"，考虑为心内膜弹力纤维增生症。
- 冠状动脉异常起源于肺动脉：左冠状动脉异常起源于肺动脉的患儿，其心肌长期处于供血不足的状态，心内膜也可以出现弹力纤维增生，临床和超声表现相似。鉴别的重点是观察冠状动脉的起源。本例患儿探查左、右冠状动脉，分别开口于左、右冠窦，可基本排除冠状动脉异常起源于肺动脉。

【最终诊断】

心内膜弹力纤维增生症。

【分析讨论】

- 心内膜弹力纤维增生症：主要特点是心内膜胶原和弹力纤维增生致心内膜弥散性增厚，是婴儿发生充血性心力衰竭的主要原因之一。心内膜弹力纤维增生症发病率较低，且近年来发病率呈明显下降的趋势，80% 患儿发病年龄在 3～6 个月，病因不明，既往考虑与宫内感染有关。根据 ACC 对心肌病的新定义和分类标准，心内膜弹力纤维增生症属于获得性心肌病中的炎症反应性心肌病。根据左心室大小可分为扩张型和缩窄型，扩张型约占 95%，缩窄型约占 5%，主要见于新生儿。本病临床表现无特异性，因呼吸道感染被发现，表现为气促、咳嗽、喂养困难、多汗等。本例患儿 LVDD 达 46 mm，而患儿年仅 1 岁，左心室内径与成年人左心室内径相近，说明左心室极度扩大。病变分型为扩张型。

- 易误诊为"扩张型心肌病"：心内膜弹力纤维增生症与扩张型心肌病容易混淆，都表现为心脏扩大。但扩张型心肌病多见于 2 岁以上患儿，心电图无高电压表现，多见肢体导联低电压；心脏超声表现为全心扩大，以左心为著，心脏收缩及舒张功能受损，通常无左心室球形扩大表现，心内膜无增厚，无回声增强。

- 超声心动图的重要性：超声心动图是诊断心内膜弹力纤维增生症的重要方法，首先能够准确地观察到左心增大的程度及形态，并可探测到心内膜增厚的部位及程度，结合心电图的左心室高电压特性及患儿年龄等，可诊断心内膜弹力纤维增生症。此外，明确诊断该疾病前，需除外冠状动脉异常起源于肺动脉，以及主动脉狭窄、左心室发育不良综合征等相关疾病所引起的继发性心内膜增厚。

- 超声心动图的漏诊：超声检查对该病漏诊的可能性较小，心脏扩大及心功能下降在超声检查中的表现明显。

【经验教训】

- 心电图异常：心电图典型表现是左心室高电压，胸导联 SV5 高尖更为突出，合并其他导联的 T 波倒置。本例患儿的心电图即符合上述表现，Ⅱ、Ⅲ、aVF 导联、V4-V6 导联 ST 段压低 0.1～0.2 mV，V4-V6 导联 T 波倒置。

- 超声心动图的重要性：超声心动图不但能够为临床提示心内膜

弹力纤维增生症的可能，并且可排除继发性的心内膜增厚，与扩张型心肌病、心肌致密化不全等作出鉴别诊断。虽然，心肌活检是诊断该病的金标准，但国内临床应用不多，因而超声心动在诊断过程中的作用巨大，结合心电图，能够基本明确诊断，值得推广和应用。

- 遗传性：该病具有家族发病倾向，属常染色体显性遗传，应当借助心电图检查的便利性，建立心电图预警系统，以便能够及早发现并确诊患儿其他家族成员的心肌异常，改善预后。

【病例启示】

- 超声心动图是诊断心内膜弹力纤维增生症的重要方法，结合患儿心电图异常，可确诊该疾病。
- 诊断该疾病前必须除外冠状动脉异常起源于肺动脉及主动脉狭窄引起的相关继发性心内膜增厚。

作者：包敏，郑春华
单位：首都儿科研究所附属儿童医院

病例 6
心内膜弹力纤维增生症：伤不起的"陶瓷心"

【病史、体征及相关检查】

患儿，女性，1 岁 1 个月。

主诉：发现精神反应差 20 余天，加重 4 天。

现病史：患儿于入院前 20 余天，在无明显诱因的情况下出现精神反应差，伴乏力、发憋，无发热、咳嗽腹痛、腹泻，无口唇青紫，未予特殊治疗。入院前 4 天，患儿精神反应差，呼吸费力较前加重，伴眼睑浮肿，无少尿。为求进一步诊治入院。

体格检查：体温 36.3 ℃，呼吸 32 次 / 分，脉搏 151 次 / 分，血压：左上肢 86/72 mmHg、右上肢 80/31 mmHg、左下肢 86/74 mmHg、右下肢 66/53 mmHg。神志清，略烦躁，呼吸稍费力。面色无苍白，全身皮肤未见皮疹或出血点。双眼睑浮肿，口周无青紫，咽部充血。双侧扁桃体 II 度肿大，口腔黏膜光滑。双肺呼吸音粗，未闻及明显干湿啰音。心前区无异常隆起，无心包摩擦感，叩诊心脏浊音界增大，听诊心音稍低钝，心律齐，各瓣膜听诊区均未闻及明显杂音。腹平软，肝肋下 2 cm 处可触及，质软，脾未触及，移动浊音阴性，肠鸣音无亢进。双下肢非指凹性水肿，四肢活动尚可。

【超声心动图】

- 胸骨旁左室长轴切面：全心扩大，以左心室为著，左心室扩张呈球形，心尖的正常形态消失，室间隔明显向右心室侧膨出，心内膜回声增厚、增强，以左心室后壁、下壁为著（图 3-6-1）；心室 M 型超声：左心室明显扩大，左心室舒张末期前后径为 40.1 mm，左心功能显著减低，LVEF 为 33%（图 3-6-2）；CDFI：轻度二尖瓣反流信号。
- 心室短轴切面：左心室明显扩大，室间隔明显向右室侧膨出，心内膜回声增厚、增强，以左心室后壁、下壁为著（图 3-6-3）。

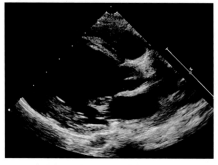

左心室明显扩大，左心室侧壁和后壁心内膜回声增厚、增强

图 3-6-1　左室长轴切面

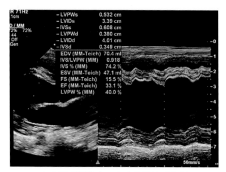

左心室明显扩大，左心室收缩功降低

图 3-6-2　左心室 M 型超声

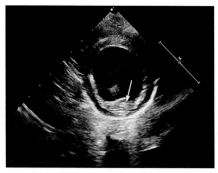

左心室明显扩大，室间隔明显向右室侧膨出；心内膜回声增厚、增强，

以左心室后壁、下壁为著（箭头）

图 3-6-3　心室短轴切面

- 四腔心切面：全心扩大，以左心室为著，左心室扩张呈球形，
  心尖的正常形态消失，心内膜回声增厚、增强（图3-6-4）；

CDFI：轻度二、三尖瓣反流信号（图 3-6-5）；二尖瓣口血流频谱：E ＜ A（图 3-6-6），二尖瓣环组织多普勒成像显示 e ＜ a（图 3-6-7）。

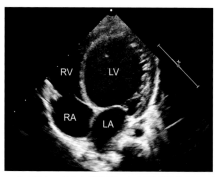

全心扩大，以左心室为著，左心室扩张呈球形，心尖的正常形态消失

图 3-6-4　四腔心切面

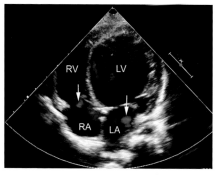

CDFI 显示二、三尖瓣轻度反流（箭头）

图 3-6-5　二、三尖瓣轻度反流

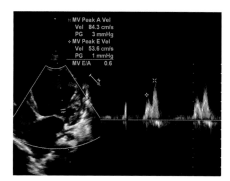

图 3-6-6　二尖瓣口血流频谱 E ＜ A

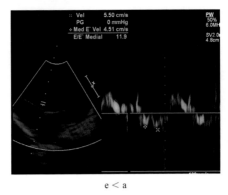

e＜a

图 3-6-7　二尖瓣环组织多普勒成像

【超声心动图提示】

- 全心扩大，左心室扩大为主；
- 二、三尖瓣反流（轻度）；
- 左心室功能减低；
- 考虑为心内膜弹力纤维增生症。

【鉴别诊断】

- 扩张型心肌病：应与心内膜弹力纤维增生症相鉴别，两者均为心脏明显增大，心内膜弹力纤维增生症以左心室球形扩张为主，扩张型心肌病则是全心增大。两者室壁厚度均变薄，但前者有心内膜明显增厚、增强，而后者一般无相应变化。从发病年龄分析，心内膜弹力纤维增生症在婴幼儿期发病，扩张型心肌病以成年人多见。通过以上几点可以对这两种疾病进行鉴别。

- 左冠状动脉异常起源于肺动脉：心内膜弹力纤维增生症应与左冠状动脉异常起源于肺动脉相鉴别。后者有较为特征性的直接征象，如肺动脉内异常血流、前降支内倒灌血流、丰富冠状动脉侧支血流，也有较为特征性的间接征象，如左心室扩大、二尖瓣及瓣器发育不良等。两者虽都于婴幼儿期表现为左心室显著扩大、心内膜增厚、继发性心内膜弹力纤维增生性改变。但由于病因不同，治疗方案也截然不同，故对左心室扩大的患儿一定要注意探查双侧冠状动脉的起源情况。

【分析讨论】

- 心内膜弹力纤维增生症：在心内膜存在着弥漫的弹力纤维组

织，本病占小儿心血管疾病的 20%。目前病因尚不明确。

- 心内膜弹力纤维增生症的病理：其典型的病理改变为心内膜增厚，呈白色"陶瓷"样改变，硬如橡皮；一般为弥漫性，少数可呈片状；左心室受累最多，心脏常增大，可达正常的 2～4 倍。根据有无合并先天性心脏病分为原发性和继发性。
- 原发性心内膜弹力纤维增生症：临床上表现为心脏增大，急性心功能不全，多于出生后 6 个月内发病，极少数出现心源性休克或猝死。查体发现心前区隆起，心界向左明显扩大，可闻及奔马律，大部分无明显杂音或可闻及由二尖瓣关闭不全引起的收缩期杂音。X 线表现为以左心为主的心脏增大。心电图显示左心室肥厚，除左心前区导联电压增高外，常伴有左心前区 T 波缺血性倒置。
- 继发性心内膜弹力纤维增生症：左冠状动脉异常起源于肺动脉的患儿左心室显著扩大、心内膜增厚、心功能减低，为继发性心内膜弹力纤维增生性改变。
- 超声心动图的价值：具有特征性改变，以左心室球形扩张、左心室心内膜增厚及增强为主要表现。结合患儿病史、其他辅助检查，诊断难度不大。

【病例启示】

- 结合病史，超声不易漏诊典型的心内膜弹力纤维增生症，但应注意与扩张型心肌病、左冠状动脉异常起源于肺动脉相鉴别。
- 超声心动图在本病的诊断及动态观测中均有重要价值。患儿经治疗后，心腔可逐渐缩小，心功能逐渐改善，症状逐渐好转。

【学习要点】

- 左心室球形扩大；
- 心内膜增厚，回声增强；
- 左心功能减低。

作者：李静雅，杨娅

单位：首都医科大学附属儿童医院，首都医科大学附属
北京安贞医院超声心动图一部

病例 7
勒夫勒心内膜炎：超声及临床

【病史、体征及相关检查】

患者，男性，50 岁。

主诉：腹胀 1 年，咳嗽、胸憋、气短，活动后加重 5 个月。

现病史：患者于 2018 年出现腹胀、纳差，间断口服中药，症状无改善。5 个月前出现咳嗽、胸憋、气短，活动后加重。于当地医院输液治疗，症状逐渐加重。1 个月前气短加重，夜间不能平卧。当地医院 CT 检查显示"胸部感染，胸腔积液"，心脏超声提示"左心室血栓"。给予甲强龙 40 mg，静滴 5 天，抗感染及胸腔积液穿刺引流，症状有改善。现入院进一步治疗。

体格检查：急性病容，颈静脉怒张，双下肺呼吸音减弱，心率110 次 / 分。心律齐，各瓣膜区未闻及杂音，心界扩大。双下肢、双足背轻度凹陷性水肿。

辅助检查

➢2016-06-20 至 2017-02-13 血常规：嗜酸性粒细胞持续升高，使用激素治疗后，嗜酸性粒细胞明显降低（表 3-7-1）。

➢2017-02-06 外院胃镜病理片会诊结果：胃底黏膜慢性炎症，部分腺体增生及肠上皮化生，嗜酸性粒细胞20 ～ 40/HPF（＞10/HPF）。

➢2017-02-13 胸部 CT：胸部感染，胸腔积液（图 3-7-1），经甲强龙 40 mg，静滴 5 天，抗感染及胸腔积液穿刺引流后，2017-02-18 胸部 CT：胸部感染病变明显减轻，胸腔积液消失（图 3-7-2）。

➢心脏 MRI：左室心尖部腔内团块状等信号影（图 3-7-3，图 3-7-4），边界清楚，厚约 3.6 cm，左室腔明显减小，心尖部室壁收缩、舒张运动明显减弱，左心房、右心房及右心室扩大；增强扫描：心尖部团块未明显强化，心尖部室间隔、前壁、前侧壁内膜条带状强化（图 3-7-5）。

表 3-7-1 血常规

日期	WBC（×10⁹/L）	EOS%	EGB（×10⁹/L）	HGB	PLT（×10⁹/L）
2016-06-20（外院）	6.09	27.8 ↑	1.69 ↑	157.00	241.00
2017-02-13（外院）	8.10	34.30 ↑	2.78 ↑	130.00	197.00
2017-02-15（外院）	7.51	0.80	0.06	132.00	277.00
2017-02-28（外院）	8.37	6.90 ↑	0.58 ↑	127.00	248.00
2017-03-02（本院）	2.90 ↓	0.30 ↓	0.01 ↓	129.00	255.00
2017-03-07（本院）	5.90	3.00	0.18	122.00	267.00

注：2016-06-20 至 2017-02-13 患者血常规结果显示 EGB 明显增高。

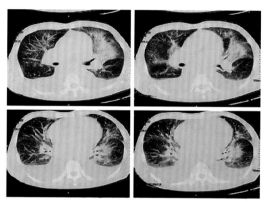

2017-02-13 患者胸部 CT 显示胸部感染，胸腔积液

图 3-7-1 胸部 CT

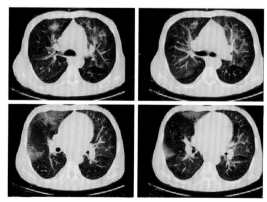

2017-02-18 患者胸部 CT 显示胸部感染病变明显减轻，胸腔积液消失

图 3-7-2 胸部 CT

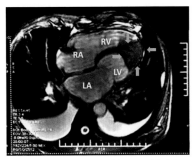

左室心尖部腔内团块状等信号影（箭头）

图 3-7-3 心脏 MRI

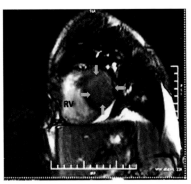

心脏短轴两腔心层面显示左心室内团块状等信号影（箭头）

图 3-7-4 心脏 MRI

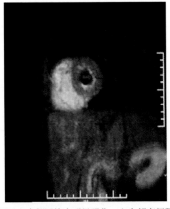

增强扫描显示心尖部团块未明显强化，心尖部室间隔、前壁、
前侧壁内膜条带状强化（箭头）

图 3-7-5 心脏 MRI

【超声心动图】

2017-03-03 行超声心动图检查。

- 左室短轴切面：乳头肌水平以下左心室内充填等回声团块，与心内膜分界不清，室壁运动明显减弱（图 3-7-6）。
- 心尖四腔心切面：左心房增大；左心室中下 2/3 可见一等回声团块，与心内膜分界不清；左心室容积减小，左心室舒张末期容积（EDV）为 46 mL，左心室收缩末期容积（ESV）为 19 mL，收缩末期容积（SV）为 27 mL（图 3-7-7）；收缩期三尖瓣房侧可见少量反流信号，三尖瓣反流峰值流速（TRV_{max}）为 357 cm/s，压差为 51 mmHg；TI 法估测肺动脉收缩压（SPAP）为 61 mmHg（图 3-7-8）；收缩期二尖瓣房侧可见少量反流信号（图 3-7-9）。

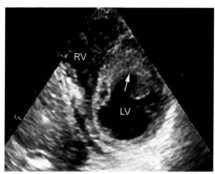

左室短轴切面显示乳头肌水平以下左心室内充填等回声团块，
室壁运动减弱（箭头）

图 3-7-6　左心室内等回声团块

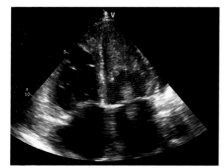

心尖四腔心切面显示乳头肌水平以下左心室内充填等回声团块，左心室容积减小

图 3-7-7　左心室内等回声团块

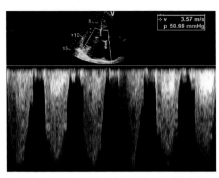

心尖四腔心切面可见三尖瓣反流,肺动脉高压

图 3-7-8 三尖瓣反流

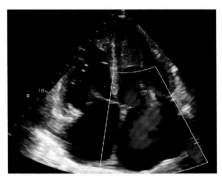

心尖四腔心切面可见二尖瓣反流

图 3-7-9 二尖瓣反流

■ 心尖三心腔切面:左心室乳头肌水平以下心腔大部分闭塞,可见一等回声组织充填,与心内膜分界不清(图 3-7-10)。

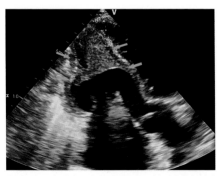

心尖三心腔切面左心室乳头肌水平以下可见一等回声组织填充(箭头)

图 3-7-10 左心室内等回声团块

【超声心动图提示】

- 乳头肌水平以下左室腔内等回声团（病变范围处心腔大部闭塞）；
- 结合临床考虑为嗜酸性粒细胞增多性心内膜炎；
- 左、右心房及右心室扩大；
- 二、三尖瓣关闭不全（轻度）；
- 肺动脉高压；
- 左心室收缩功能减低、舒张功能受限。

【鉴别诊断】

- 心腔内附壁血栓：通常有心梗或扩张型心肌病病史，系室壁运动降低后局部血流淤滞所致，多伴有节段性室壁运动异常，病变部位内膜无增厚，血栓贴附于内膜，相对具体，可有活动性，冠状动脉造影可明确诊断。勒夫勒心内膜炎患者局部心肌运动受限较轻。
- 心内膜心肌纤维化：是一种原因不明的地方性疾病，多见于东非热带和亚热带国家，我国广东、广西及贵州地区较多，其他地区少见；主要表现为心脏扩大，心内膜及内层心肌纤维增生，右心室多见。勒夫勒心内膜炎患者疾病进展到晚期，其超声表现与心内膜纤维化不易区分。有学者认为二者为同一种病变的不同阶段。
- 瓣膜赘生物：累及瓣膜者需鉴别，赘生物表现为条状、团状高回声，随心动周期摆动，活动度较大。
- 心脏肿瘤：心肌受累，病变具体，有占位效应。

【随访超声心动图表现】

- 2017-04-05进行糖皮质激素＋免疫抑制剂治疗后复查。
- 心尖四腔心切面：左心室病变范围较2017-03-03检查时减小。左心室容积较前增大，EDV为59 mL（图3-7-11）。
- 2017-05-17继续规律口服药物1个月后，患者自觉症状明显好转。
- 心尖四腔心切面：左心室病变范围与2017-04-05检查相比无明显变化；右心房、右心室内径属正常范围，左室腔增大，EDV为72 mL（图3-7-12）。
- 大动脉短轴切面：肺动脉频谱形态正常，肺动脉压力属正常范围。
- 三维超声：病变范围较前减小，病变部位室壁运动较前有好转（图3-7-13，图3-7-14）。

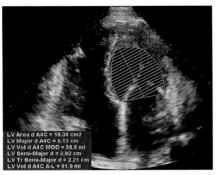

心尖四腔心切面显示左心室内等回声团块面积缩小，左心室容积增大，EDV 为 59 mL

图 3-7-11　左心室内等回声团块

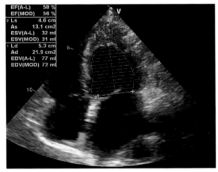

心尖四腔心切面左心室内等回声团块较 2019-04-05 检查相比无明显变化，
左心室腔增大，EDV 为 72 mL

图 3-7-12　左心室内等回声团块

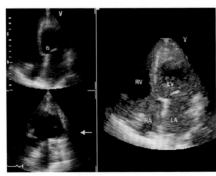

实时三维超声显示左心室内等回声团块缩小，室壁运动好转

图 3-7-13　左心室内等回声团块

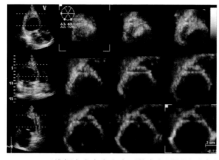

三维超声由左室心尖至基底段逐层显示左心室横断面，
内见等回声团块缩小，室壁运动好转

图 3-7-14 左心室内等回声团块

【最终诊断】

■ 乳头肌水平以下左室腔内等回声团（病变范围处心腔大部闭塞）；

■ 勒夫勒心内膜炎（嗜酸性粒细胞增多性心内膜炎）。

【分析讨论】

■ 嗜酸性粒细胞增多症：以外周血嗜酸性粒细胞（$> 0.5 \times 10^9/L$）持续增多和多脏器浸润为特点，多累及青壮年男性，属于世界范围内散发分布的罕见病，多发于热带地区。勒夫勒心内膜炎是嗜酸性粒细胞增多症累及心脏的表现。最早于 1932 年由 Loeffler 首次报道而得名，发病机制不明，属于限制型心内膜心肌病，以右心室受累多见，左心室较少见，可累及心内膜及瓣膜等。本例患者临床、心脏超声及心脏 MRI 表现较为典型，心力衰竭的症状和体征主要为活动后气促及水肿。血常规显示嗜酸性粒细胞持续升高，最高达 $2.78 \times 10^9/L$，激素治疗明显降低。胃镜病理片亦显示嗜酸性粒细胞增高。超声心动图显示左室心内膜弥漫性炎性改变，激素治疗病变范围较前减小，病变部位室壁运动较前有好转。这些表现均支持嗜酸性粒细胞增多症的诊断。

■ 根据病理特点，勒夫勒心内膜炎可分为 3 期：①坏死期：嗜酸性粒细胞浸润及炎性改变导致心内膜下心肌损伤、坏死；②血栓形成期：随心肌炎症消退，心腔随之形成附壁血栓；③纤维化期：嗜酸粒细胞等炎症细胞完全消失，主要表现为胶原纤维广泛增生，心内膜纤维性增厚。

- 与炎症受累部位及程度有关，主要表现为：①累及心内膜：心内膜明显增厚、渗出，心腔闭塞或大部闭塞，心尖部多见，局部室壁运动明显异常，心腔内似软组织团块充填、不强化，附壁血栓形成；②累及瓣膜：瓣膜可增厚、挛缩、僵硬、活动度减低、关闭不全；③心房、心室腔扩大，心功能降低等。

- 治疗：本病尚缺乏有效的治疗手段，早期应用糖皮质激素＋免疫抑制剂稳定病情，晚期（纤维化期）应用手术治疗。

【病例启示】

超声表现和血常规提示外周血嗜酸性粒细胞增多，激素＋细胞毒性药物治疗后动态变化可提示本病，确诊需心肌病变部位穿刺活检。

作者：康春松
单位：山西医学科学院山西大医院

病例 8
限制型心肌病：误诊为心尖肥厚型心肌病的勒夫勒心内膜炎

【病史、体征及相关检查】

患者，女性，63 岁。

主诉：发作性胸闷 1 周。

现病史：患者 1 周前突发胸闷。2014-09-03 于到当地医院就诊，心电图提示"窦性心律，Ⅱ、Ⅲ、aVF 导联 Q 波形成"。2014-09-09 于当地医院行冠状动脉造影检查显示"右冠状动脉轻度硬化，左冠状动脉各段大致正常"。

3 次超声心动图检查结果变化明显。

2014-09-05 超声心动图：主动脉硬化，主动脉瓣退行性改变；左室壁增厚（室间隔为 14 mm，左心室后壁为 12 mm），左心室顺应性减低，左心收缩功能正常。

2014-10-08 超声心动图：左室间隔与后壁厚约为 10 mm；二尖瓣口血流 E/A > 1，TDI 为 e/a < 1，左心室顺应性减低，二尖瓣反流（轻度），三尖瓣反流（中度）。

2014-10-16 超声心动图：左室心尖肥厚型心肌病（左室各壁心尖段及后室壁呈非对称性增厚，以心尖段为著，最厚处达 19 mm，心肌回声增强）；双心房增大；主动脉瓣反流（轻度）；二尖瓣反流（中-重度）；三尖瓣反流（重度）；肺动脉高压（中度）。提示"心尖肥厚型心肌病"。

由于病情变化现入院就诊。

既往史：高血压和慢性肺气肿病史 10 余年，过敏性哮喘近 20 年；否认结核、肝炎等传染病病史，无手术史及输血史，预防接种史不详，无疫区居住史，无吸烟史，酗酒史，否认家族遗传病病史。

体格检查：体温 36 ℃，脉搏 70 次／分，呼吸 22 次／分，血压 180/100 mmHg。心前区无杂音。

辅助检查

➤ 心电图：窦性心动过速怀疑前间隔部梗死，（V1-V2）QT 延长，ST-T 段异常（Ⅰ、Ⅱ、V5、V6），右心电轴偏转（图 3-8-1）。

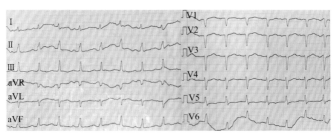

图 3-8-1　心电图

➤ 实验室检查：见表 3-8-1。

表 3-8-1　实验室检查

检查项目	日期	指标
血清肌钙蛋白 （参考值 0 ～ 0.15 ng/mL）	2014-09-03	1.12 ng/mL
	2014-09-10	2.67 ng/mL
	2014-10-16	0.28 ng/mL
D- 二聚体 （参考值 0 ～ 0.55 mg/L）	2014-09-03	0.80 mg/L
	2014-09-09	1.44 mg/L
	2014-09-10	0.80 mg/L
超敏 C- 反应蛋白 （参考值 0 ～ 6.0 mg/L）	2014-09-12	8.16 mg/L

(1) 2014-09-09 血常规：白细胞为 9.48×10^9/L（参考值 4 ～ 10），嗜酸性粒细胞为 4.09×10^9/L（参考值 0.02 ～ 0.5），嗜酸性粒细胞百分比为 44.8%（参考值 0.4 ～ 8），纤维蛋白原为 4.02 g/L，D- 二聚体为 1.44 mg/L（参考值 0 ～ 0.55）。

(2) 2014-09-10 血常规：白细胞为 9.79×10^9/L（参考值 4 ～ 10），嗜酸性粒细胞百分比为 36.6%（参考值 0.5 ～ 5.0），嗜酸性粒细胞为 3.58×10^9/L（参考值 0.02 ～ 0.5），D- 二聚体为 0.8 mg/L（参考值 0 ～ 0.55），肌钙蛋白为 2.67 ng/mL（参考值 0 ～ 0.15）。

(3) 2014-09-11 血常规：白细胞为 9.97×10^9/L（参考值 4 ～ 10），嗜酸性粒细胞百分比为 38%（参考值 0.5 ～ 5.0），嗜酸性粒细胞为 3.79×10^9/L（参考值 0.02 ～ 0.5）。

(4) 2014-09-15 血常规为白细胞：10.88×10^9/L（参考

值 4 ～ 10），嗜酸性粒细胞百分比为 33%（参考值 0.5 ～ 5.0），嗜酸性粒细胞为 3.59×10^9/L（参考值 0.02 ～ 0.5）。

(5) 2014-10-09 血常规：白细胞为 14.84×10^9/L（参考值 4 ～ 10），嗜酸性粒细胞为 4.03×10^9/L（参考值 0.02 ～ 0.5），嗜酸性粒细胞百分比为 27.2%（参考值 0.4 ～ 8），中性粒细胞为 8.68×10^9/L（参考值 1.8 ～ 6.3）。

【超声心动图】

- 左室长轴切面：左心房增大，左室腔内径偏小（图 3-8-2）；左心室 M 型超声：LVDD 较小（32 mm），室壁运动尚好，左心室收缩功能正常，EF 为 78%（图 3-8-3）；CDFI：主动脉瓣及二尖瓣见少量反流信号（图 3-8-4）。
- 心尖左室短轴切面：左室心内膜明显增厚，呈中等强度回声，以前壁、侧壁和后壁心内膜增厚为明显（图 3-8-5）。
- 心尖四腔心切面：左室心内膜明显增厚，侧壁（厚度为 10 mm）和心尖部（厚度为 15 mm）心内膜增厚明显；右心室心内膜增厚，心尖部近闭塞（图 3-8-6 ～ 图 3-8-10）；二尖瓣口血流频谱 E 峰 /A 峰 > 2（图 3-8-11）；CDFI：三尖瓣见轻度反流信号，三尖瓣反流速度为 339 cm/s，压差为 46 mmHg，估测肺动脉收缩压为 56 mmHg（图 3-8-12）。
- 心尖两腔心切面：左心室前壁心内膜明显增厚（图 3-8-13）。
- 心尖三腔心切面：左心室整个心内膜均增厚，前间隔、心尖及后壁处的心内膜均增厚（图 3-8-14）。

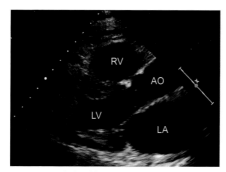

左室长轴切面显示左心房增大，左室腔内径偏小

图 3-8-2　左心房增大

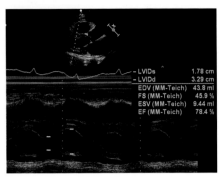

左心室 M 型超声显示室壁运动尚好，左心室收缩功能正常

图 3-8-3　室壁运动

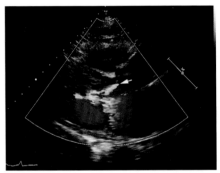

左室长轴切面 CDFI 显示主动脉瓣反流（箭头）

图 3-8-4　主动脉瓣反流

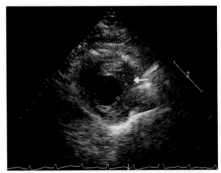

左室短轴切面见左室心内膜明显增厚，呈中等强度回声，以前壁、侧壁和后壁
心内膜增厚为明显（箭头）

图 3-8-5　左室心内膜明显增厚

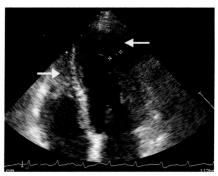

心尖四腔心切面见左心室内膜明显增厚，侧壁（厚度为 10 mm）和心尖部心内膜
增厚明显（箭头）；右室心内膜面增厚，心尖部近闭塞（箭头）

图 3-8-6 左、右心室心内膜明显增厚

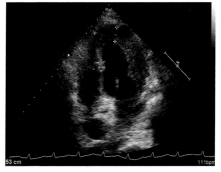

心尖四腔心切面见左心室心内膜明显增厚，心尖部心内膜厚度为 15 mm

图 3-8-7 左室心内膜明显增厚

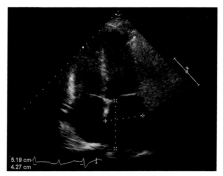

左心房增大上下径为 42.7 mm，左右径为 51.0 mm

图 3-8-8 双心房扩大

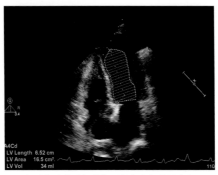

舒张期左室腔舒张期面积和容积明显减小

图 3-8-9　左心室大小

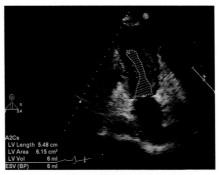

收缩期左室腔收缩期面积和容积明显减小

图 3-8-10　左心室大小

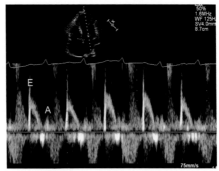

E 峰 /A 峰 > 2，提示左心室舒张功降低

图 3-8-11　二尖瓣口血流频谱

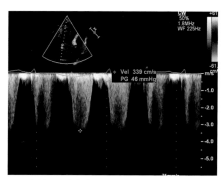

三尖瓣反流速度为 339 cm/s, 压差为 46 mmHg

图 3-8-12　三尖瓣反流

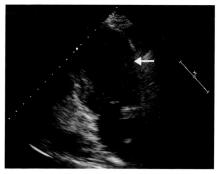

心尖两腔心切面显示左心室前壁心内膜明显增厚（箭头）

图 3-8-13　左心室前壁心内膜明显增厚

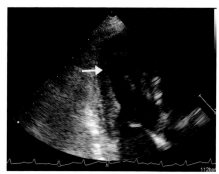

左心室整个心内膜均匀增厚，箭头所示为后壁处的心内膜

图 3-8-14　心尖三腔心切面

【超声心动图提示】

- 双心室心内膜增厚，心房增大，左心室腔内径偏小；
- 主动脉瓣反流（轻度），二尖瓣反流（轻度），三尖瓣反流（轻度）；
- 肺动脉高压（中度）；
- 左心室舒张功能减低（限制性充盈）；
- 结合临床考虑为勒夫勒心内膜炎。

【心脏 MRI】

- 心脏 MRI 显示双心室心内膜明显增厚，双心室腔心尖部闭塞（图 3-8-15）。
- 心肌延迟显像显示心内膜下纤维化（图 3-8-16）。

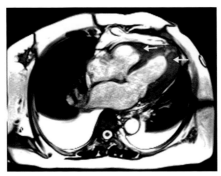

MRI 显示双心室闭塞，左、右室心尖闭塞（箭头）

图 3-8-15　心脏 MRI

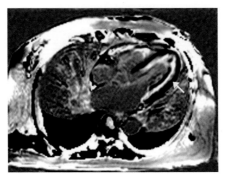

MRI 显示心内膜下纤维化，左心室心内膜下纤维化（箭头）

图 3-8-16　心脏 MRI

【鉴别诊断】

- 肥厚型心肌病：超声表现为室间隔与左室后壁增厚，以室间隔为著，心室壁的回声紊乱、颗粒粗糙。以左室流出道是否有梗阻可分为梗阻性和非梗阻性肥厚型心肌病。超声心动图是诊断肥厚型心肌病的重要方法，能够准确地探测室壁肥厚的部位、程度及类型。本例患者主要表现为左、右室内心内膜增厚，心尖近闭塞，心脏 MRI 检查可见左室心内膜下纤维化，病变主要结合临床血清学加以鉴别。

- 心肌淀粉样变性：超声表现为左、右室心肌明显增厚，整个心肌呈斑点样回声增强，本例患者主要表现为左、右室内心内膜增厚，心内膜下一层心肌回声增强，病变主要结合临床血清学及心脏 MRI 进一步加以鉴别。

- 心尖室壁瘤合并附壁血栓：超声表现为左室腔内可探测到形态各异、大小不等、回声强弱不等的血栓回声。血栓与心内膜紧密相连，室壁向外膨出，血栓附着其上。仔细观察血栓与心内膜有较明显界限，所有血栓均附着在变薄的室壁上，形成室壁瘤的心尖部心肌运动消失。患者心尖部心肌运动尚可，血栓位于增厚的心内膜与心肌之间。

【最终诊断】

勒夫勒心内膜炎。

【分析讨论】

- 勒夫勒心内膜炎：又名嗜酸性粒细胞增多性心内膜炎、嗜酸性粒细胞性心肌病、Loeffler 心内膜炎。其特征是伴有局部或广泛嗜酸性粒细胞浸润和心内膜受累，心肌内膜和心内膜下纤维化，引起心脏充盈受阻的舒张功能障碍，心脏扩大与心力衰竭程度不成比例，顽固进行性慢性心力衰竭。病因为任何导致血嗜酸性粒细胞增多的疾病，如寄生虫病、T 淋巴细胞白血病、嗜酸性粒细胞白血病、过敏性疾病、结缔组织病及各种感染等。其主要病理特点为心内膜透明样变、心内膜心肌梗死、纤维组织增生及附壁血栓形成。基本病程为：①坏死期；②血栓形成期；③纤维化期。

- 主要受累的器官：据文献报道，外周血中嗜酸性粒细胞 > 1.5×10^9 / L，且持续一段时间可引起全身器官的损害。心脏是主要受累的器官，且主要累及心尖部的心内膜，也可以累及二尖瓣等。心内膜纤维增生、心肌坏死及嗜酸性粒细胞浸润等病理检查结果为确诊依据。本例患者嗜酸性粒细胞数持续增多，超过诊断标准，后经过激素治疗嗜酸性粒细胞数才下降至正常值。

- 影像学特点：本例患者双心室心内膜面回声异常增厚，左心房增大，左室腔内径偏小，双心室心尖部近于闭塞。左室心肌收缩活动尚可，舒张明显受限，二尖瓣口血流频谱 E 峰／A 峰＞2。心脏 MRI 检查提示"存在心内膜下心肌纤维化，并可见增厚的心内膜与心肌间高密度回声，考虑血栓可能性大"。结合实验室检查，本病符合勒夫勒心内膜炎。

【经验教训】

- 误诊：本病例超声首诊时误诊为心尖肥厚型性心肌病。超声医师没有结合患者多年过敏性哮喘病史及临床血清学检查结果，没有仔细观察增厚的是心内膜而不是肥厚的心肌，从而造成误诊。肥厚型心肌病具有家族发病倾向，属常染色体显性遗传，临床上常以心电图结合心血管影像的临床表现确立诊断，尤其在超声心动图检查时有特征性表现。
- 综合分析：本病例应结合患者超声心动图、病史及血清学检查综合考虑，MRI 等心脏影像学检查进一步确诊该病。

【学习要点】

- 超声心动图是诊断勒夫勒心内膜炎的重要方法，主要表现为心内膜显著增厚、心尖部心腔闭塞、舒张功能明显受限。
- 注意将增厚的心内膜与肥厚型心肌病、室壁瘤附壁血栓、心肌淀粉样变性等进行鉴别。
- 结合心脏 MRI 等其他影像学方法及患者病史、血清学检查更进一步明确诊断。

作者：刘国文，马宁
单位：首都医科大学附属北京安贞医院超声心动图一部，
　　　首都医科大学附属北京儿童医院

病例 9
嗜酸性粒细胞增多症：发生于右心室的勒夫勒心内膜炎

【病史、体征及相关检查】

患者，女性，57 岁。

主诉：胸闷、气促 1 周。

现病史：患者 1 周前突发胸闷、气促。当地医院超声心动图提示"右心室肿瘤"。现入院就诊。

既往史：无特殊。

体格检查：脉搏 78 次 / 分，血压 110/70 mmHg。心前区无杂音。

辅助检查：血常规显示嗜酸性粒细胞为 2.03×10^9/L（参考值 $0.02 \sim 0.5$），嗜酸性粒细胞百分比为 15%（参考值 $0.4 \sim 8$）。

【超声心动图】

- 左室长轴切面：左心房、左心室大小正常，室壁运动正常，各瓣膜形态、开闭正常，右心室内未见明显异常（图 3-9-1）。
- 右室流入道切面：右心室腔内可见一大小约 29 mm×20 mm 的中等回声实质性肿物附着于右室前壁，边界清晰（图 3-9-2）。右心房、右心室大小正常，室壁运动无异常，三尖瓣开放正常。
- 右室短轴切面：右心室内中等回声肿物广泛附着于右室壁（图 3-9-3），肿物游离面随心动周期在心腔内漂浮。右心室前壁可见少量心包积液。
- 左室短轴切面：右心室腔内可见一边界清晰的中等回声肿物，略向外凸出（图 3-9-4）。左心室内未见明显异常。
- 四腔心切面：右心室侧壁见中等回声肿物，大小约为 31 mm×20 mm，边界清晰（图 3-9-5），与右室壁附着紧密，肿物内部未见明显血流信号（图 3-9-6）。二、三尖瓣未见明显反流（图 3-9-7）。

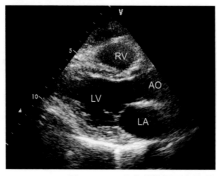

图 3-9-1　左室长轴切面未见明显异常

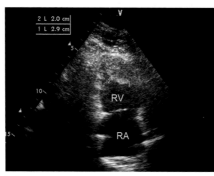

右室流入道切面显示右室壁紧密附着一中等回声团块，大小约为 29 mm × 20 mm

图 3-9-2　右心室内中等回声肿物

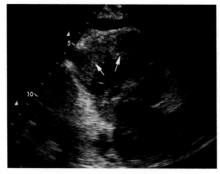

右室短轴切面显示中等回声肿物广泛附着于右室壁（箭头）

图 3-9-3　右心室内中等回声肿物

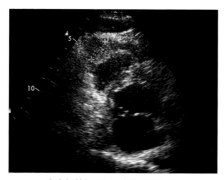

左室短轴切面显示右室腔内中等回声肿物，略向外凸出

图 3-9-4　右心室内中等回声肿物

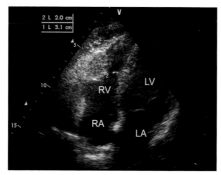

四腔心切面显示右室内肿物，边界清楚，大小约为 21 mm×20 mm

图 3-9-5　右心室内中等回声肿物

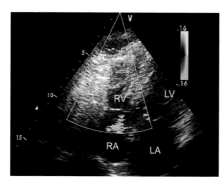

四腔心切面显示肿物内无明显血流信号

图 3-9-6　肿物内无明显血流信号

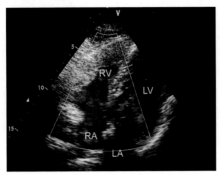

四腔心切面显示二、三尖瓣未见明显反流信号

图 3-9-7　二、三尖瓣血流正常

【超声心动图提示】

- 右心室实质性占位性病变（结合临床）；
- 少量心包积液。

【鉴别诊断】

- 心室血栓：这类患者通常有下肢深静脉血栓，常呈低回声，血栓纤维化后回声增强，基底部不活动，表面平整，不随心动周期改变发生形态变化。本例肿物呈中等回声，无相关临床病史，故可排除此病。
- 黏液瘤：好发于左心房内，常有蒂，附着于卵圆窝，其形态、大小可随心动周期改变发生规律性变化，肿块与心肌分界清晰，发生于右心房尤其是右心室的非常少见。本例肿物与右心室紧密附着，无蒂。

【最终诊断】

- 右心室实质性占位性病变；
- 勒夫勒心内膜炎；
- 少量心包积液。

【分析讨论】

- 详见"本章病例 8"。

【病例启示】

本例患者表现不典型，病变范围局限，需要结合临床进行诊断。该患者嗜酸性粒细胞明显增高，右心室内的病变考虑为嗜酸性粒细胞性心内膜炎。确诊依赖于心肌活检。

作者：杨娅，潘宇帆

单位：首都医科大学附属北京安贞医院超声心动图一部

第四章

致心律失常性右室心肌病

超 声 掌 中 宝 病 例 集 锦 · 心 肌 病

致心律失常性右室心肌病：极度扩大的右心室和淤滞的血流

【病史、体征及相关检查】

患者，男性，33 岁。

主诉：心悸、阵发性头晕加重 4 个月。因"心房扑动"行射频消融术后 3 周。

现病史：患者于 4 个月前出现心悸、阵发性头晕，症状逐渐加重。3 周前于当地医院因"心房扑动"行射频消融术，因术中无法达到目标位置故入院就诊。

既往史：患者于 2002 年在打篮球时突发意识丧失，伴抽搐、大汗，心电图显示"阵发性室速"，10 分钟后恢复意识，入院诊断为"右心室肥大，心肌病"，治疗不详。患者于 2015 年在步行中突发心悸、头晕、恶心、呕吐（非喷射性），入院诊断为"室上性心动过速"。2016 年，患者感冒后与当地医院诊断为"致心律失常性右室心肌病"，行除颤器植入术。2 年间发作 5～6 次，心电图多表现为阵发性室上性心动过速；8 个月前，患者心悸、头晕加重，发作频繁，4～5 天发作一次。当地医院心电图诊断为"心房扑动"，行射频消融术。

家族史：患者父母健在，其姐姐因心率过快行除颤器植入术。

辅助检查

➢ 2000-08-29 心电图：阵发性室性心动过速，左束支传导阻滞（图 4-1-1）。

➢ 2013-02-05 心电图：频发室性期前收缩，正常 QRS 波后可见 Epsilon 波（图 4-1-2）。

➢ 2016 年射频消融术后心电图：窦性心律，正常 QRS 波后可见 Epsilon 波，广泛 T 波倒置（图 4-1-3）。

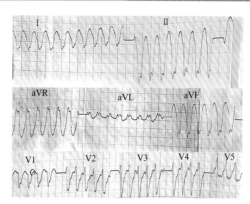

2000 年患者心电图：室速发作时，aVL 导联出现宽大、顶端粗钝、有切记的 R 波，提示左束支传导阻滞，根据室速定位来自右心室

图 4-1-1　心电图

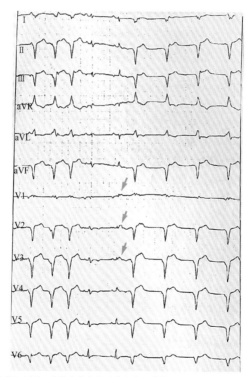

2013 年患者心电图：室早定位来自于右心室心尖部，V1、V2、V3 导联正常窦性下传的 QRS 波后可见 Epsilon 波（箭头），提示致心律失常性右室心肌病可能

图 4-1-2　心电图

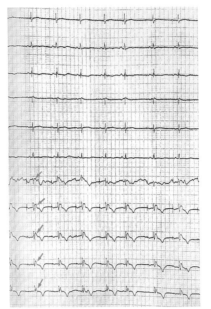

2016 年患者心电图：正常 QRS 波后可见 Epsilon 波（箭头），
V1-V5 导联 T 波倒置，提示右心室被脂肪填充

图 4-1-3　心电图

- 2001 年超声心动图：右心房、右心室明显增大，左心房、左心室内径正常。
- 2011 年超声心动图：右心扩大、右室壁运动减弱（考虑右室心肌改变），右室壁肌小梁增粗、增多，三尖瓣重度关闭不全，心包少 - 中量积液。
- 2013 年超声心动图：除颤器植入术后，右室心尖部致密化不全改变，三尖瓣重度关闭不全，心包少量积液。
- 2013-09-15 超声心动图：右心房、右心室明显扩大；左、右心室内可见粗大肌小梁与心室腔相通，肌小梁间隐窝形成；考虑左、右心室致密化不全；心包少量积液。

【超声心动图】

- 左室长轴切面：右心室明显扩大，内可见"云雾影"样回声，右室壁菲薄，运动幅度减低，左心室后壁可见少量无回声液性暗区（图 4-1-4）；M 型超声：右心室内自发显影（图 4-1-5），主动脉运动幅度减低；室间隔运动低平，与左心室后壁呈同向运动（图 4-1-6），左心室后壁基底段运动幅度减低；CDFI：收缩期二尖瓣房侧可见少量反流信号（图 4-1-7）。

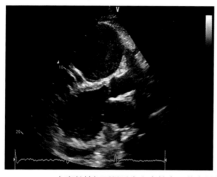

左室长轴切面显示右心室扩大，其内见自发显影

图 4-1-4　右腔心增大

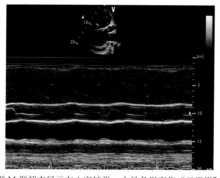

心底波群 M 型超声显示右心室扩张，内见条形密集"云雾影"样回声

图 4-1-5　右心室自发显影

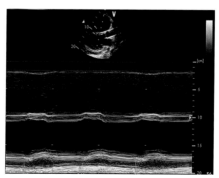

心室波群 M 型超声显示室间隔与左心室后壁呈同向运动，左心室后壁运动幅度减低

图 4-1-6　室间隔与左心室后壁同向运动

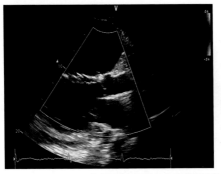

左室长轴切面见二尖瓣少量反流

图 4-1-7　二尖瓣反流

- 右室流入道切面：右心房、右心室明显扩大，其内可见密集的"云雾影"样回声，三尖瓣瓣叶纤细，活动幅度减低，血流淤滞，右心耳内可见一团块样中低回声影（图 4-1-8）。

- 主动脉短轴切面：右室流出道明显增宽，内可见"云雾影"样回声（图 4-1-9），肺动脉内径正常；PW：肺动脉血流速度减慢，呈静脉样血流频谱（图 4-1-10），左心耳纤细未见明显异常。

- 左室短轴切面：右心室明显扩大，呈"云雾影"样改变（图 4-1-11），乳头肌水平可见条索样强回声（图 4-1-12），心尖水平可见肌小梁呈蜂窝状改变（图 4-1-13）；室间隔平直，向左心室侧偏移；左室心肌收缩不一致，左心室后侧壁至下壁可见较多肌小梁，呈心肌致密化不全表现。

- 心尖四腔心切面：右心明显扩大，内见浓密"云雾影"样回声（图 4-1-14），右心房内可见一导线样强回声，右心室下 2/3 肌小梁增粗，交织成网，左心偏小（图 4-1-15）；PW：主动脉瓣上流速无明显异常（图 4-1-16）；CDFI：收缩期三尖瓣房侧可见大量反流信号，收缩期二尖瓣房侧可见少量反流信号（图 4-1-17）；TDI：二尖瓣环相比三尖瓣环组织多普勒波形变异较大（图 4-1-18，图 4-1-19），二、三尖瓣环运动幅度减低（图 4-1-20，图 4-1-21）。

- 心尖右室流入道切面：右心明显扩大，内见浓密"云雾影"样回声；右心房内见一低回声团块（图 4-1-22）。

- 剑突下切面：右心室腔内可见导线样强回声（图 4-1-23）；下腔静脉呼吸塌陷率＜50%（图 4-1-24）。

■ 经食管超声心动图：右心房内血流淤滞，可见一强回声，后伴
声影，还可见一不规则团块样中低回声（图 4-1-25）；心包
腔内可探及少量无回声液性暗区。

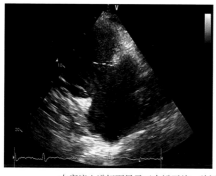

右室流入道切面显示三尖瓣开放、关闭幅度小

图 4-1-8 三尖瓣活动幅度减低

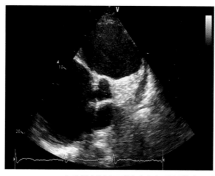

主动脉短轴切面显示右心明显增大，血液淤滞

图 4-1-9 右心室自发显影

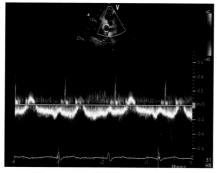

图 4-1-10 肺动脉血流速度减慢

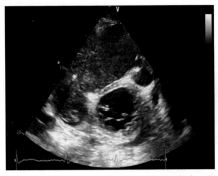

二尖瓣水平左室短轴显示右心室明显扩大，其内见"云雾影"

样回声，呈旋涡状，缓慢流动

图 4-1-11　右心室自发显影

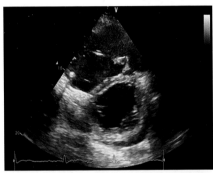

乳头肌水平左室短轴显示右心室内见导线强回声

图 4-1-12　除颤器电极

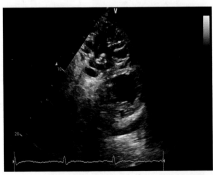

心尖水平左室短轴显示右内肌小梁呈蜂窝状改变

图 4-1-13　右心室肌小梁增多

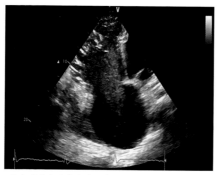

右心室为中心的心尖四腔心切面显示右心自发显影，三尖瓣活动幅度低

图 4-1-14 右心自发显影

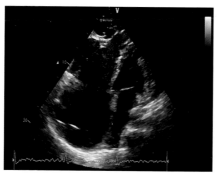

心尖四腔心切面可见右心明显扩大，左心受到挤压偏小

图 4-1-15 左、右心比例失调

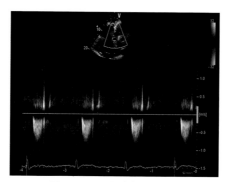

图 4-1-16 主动脉瓣上流速

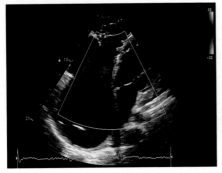

心尖四腔心切面 CDFI 见二、三尖瓣反流

图 4-1-17 二、三尖瓣反流

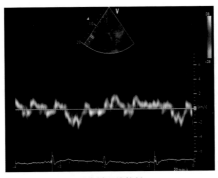

二尖瓣 S 峰较低

图 4-1-18 二尖瓣组织多普勒

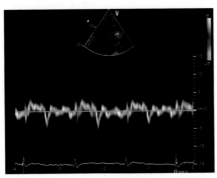

三尖瓣 S 峰较低

图 4-1-19 三尖瓣组织多普勒

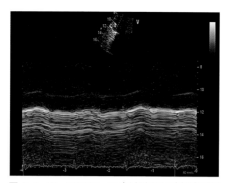

图 4-1-20 TAPSE：三尖瓣瓣环运动幅度减低

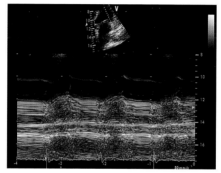

图 4-1-21 MAPSE：二尖瓣瓣环运动幅度减低

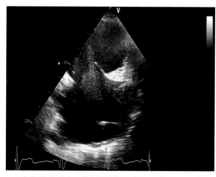

右室流入道切面见导线样回声，后伴声影；右心房内见低回声团块

图 4-1-22 除颤器电极和右心房血栓

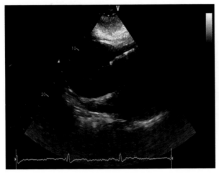

剑突下切面见右腔心内导线强回声

图 4-1-23　ICD 电极

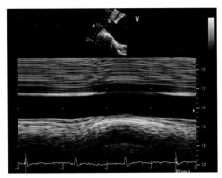

剑突下 M 型超声显示下腔静脉增宽，吸气时无明显变化

图 4-1-24　下腔静脉呼吸塌陷率＜ 50%

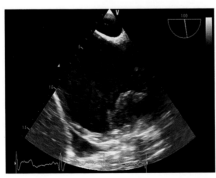

双心房切面显示右心房明显扩大，其内见右心房低回声团块

图 4-1-25　右心房血栓

【超声心动图提示】

- 结合临床考虑致心律失常性右室心肌病可能；
- 除颤器植入术后；
- 左、右心致密化不全；
- 右心增大；
- 右心房血栓；
- 三尖瓣重度反流；
- 二尖瓣轻度反流；
- 心包少量积液。

【鉴别诊断】

与导致右心室扩大的疾病相鉴别。

- 房间隔缺损：是最常见的先天性心脏病之一，超声表现为房间隔连续性中断；CDFI：心房水平可见左向右分流信号，右心腔扩大，肺动脉增宽。本病未见房间隔连续性中断的表现，因此可排除。

- 肺栓塞：常见于长期卧床者，临床表现为胸痛、咯血、呼吸困难。超声上可见右心扩大，右室壁运动幅度减低，肺动脉增宽，三尖瓣反流速度增大，肺动脉血流频谱改变小，血栓形成，室间隔运动异常，慢性血栓性肺栓塞者可见卵圆孔重新开放。结合临床，本病无相关病史及表现，通过肺动脉CTA检查可排除本病。

- 三尖瓣下移畸形：是一种较少见的先天性心脏病，主要表现为后瓣及隔瓣的位置下移，下移的瓣叶短小或缺如，由此引起三尖瓣关闭不全或狭窄。超声诊断要点：三尖瓣隔瓣和后叶下移至右心室腔内，三尖瓣隔瓣附着点和二尖瓣前叶附着点距离儿童 > 15 mm、成年人 > 20 mm，下移的瓣叶发育不良，前叶冗长，呈"帆"样；房化右心室扩大，功能右心室缩小；三尖瓣反流和 / 或狭窄。本例患者三尖瓣纤细活动幅度小，但未见明显下移畸形。

- 右室心肌梗死：常见于中老年人，无家族史，无晕厥史；心电图显示右胸导联 ST 段抬高或异常 Q 波；超声可见梗死区局部室壁变薄、运动幅度减低，病变范围较局限，右心功能降低较少见，严重时可以降低；MRI 可见室壁瘢痕及纤维化；冠状动脉造影显示冠状动脉狭窄、闭塞，冠状动脉造影可明确诊断。

【最终诊断】

致心律失常性右室心肌病。

【分析讨论】

■ 致心律失常性右室心肌病是一种右室心肌组织逐渐被纤维脂肪组织所替代的心肌疾病，有时左心室亦可受累，间隔受累相对少见。该病以反复发作的右心室起源的室性心律失常、心力衰竭和猝死为主要临床特点，好发于青年人及运动员。患者常以家族性发病，多为常染色体显性遗传，是引起 30 岁以下中青年猝死的重要原因。

■ 临床分期：①隐匿期：患者无明显症状，担忧猝死的可能；②症状明显期：有典型心律失常伴或不伴有右室形态与功能异常；③右心室病变加重期：右室整体收缩功能异常，右心衰竭，但无明显左心受累表现；④双心室受累期为疾病的晚期：双心室受累，形态及功能呈现扩张型心肌病样改变。

■ 心电图特征

　　➤QRS 波异常：右胸导联 QRS 波时限延长，其中最常见 V1 导联 QRS 波时限延长 ≥ 110 ms；完全或不完全左束支传导阻滞；右胸导联 QRS 破碎波（f-QRS）也是重要预测指标。

　　➤Epsilon 波：是本病较为特异的指标之一，表现为 QRS 波末尾和 ST 段起始处之间可重复出现低振幅、持续几十毫秒不规则的小棘波，常见于右胸导联，尤其是 V1 导联。

　　➤S 波上升支时限延长：终末部激动延迟（TAD）≥ 55 ms。

　　➤T 波倒置：常伴有出现右胸导联 T 波倒置或者形态异常。

　　➤ 心律失常：常出现单型 / 多源的室早或持续性右室起源的室速等室性心律失常。

■ 起初发病隐匿且病情呈进展性，如果能对这类高危人群尽早作出诊断和进行预防性治疗，对降低致心律失常性右室心肌病的病死率有显著意义，且对青年人很有意义。目前没有一个单一的金标准可用来确诊致心律失常性右室心肌病，需要对临床资料进行多方面的综合分析。

【病例启示】

诊断致心律失常性右室心肌病的方法较多，而超声心动图具有操作简单、便捷、无创、费用低，可以较早显示患者右心室结构改变和功能异常，在早期提示该病、随访观察、预防猝死等方面具有重要价值。因此，对致心律失常性右室心肌病患者进行超声心动图诊断，能够为患者的临床诊断提供有效且可靠的参考依据，此方法值得在临床上大力推广和运用。

作者：杨娅，刘国文，徐丽媛，张芮英，曲浥晨，潘宇帆

单位：首都医科大学附属北京安贞医院超声心动图一部

病例 2
致心律失常性右室心肌病：儿童时期的表现

【病史、体征及相关检查】

患儿，男性，2 岁。

主诉：咳嗽、发热 5 天。

现病史：患儿 4 个月前因"咳嗽、发热 5 天"，于当地医院就诊，行胸部 X 线检查提示"心脏扩大"。当地医院无法诊治，建议上级医院检查。

既往史：既往体健，否认结核、肝炎等传染病病史，无手术史及输血史，无药食过敏史，正规预防接种，否认家族遗传病病史，无疫区居住史。

体格检查：体温 36.5 ℃，脉搏 93 次／分，呼吸 40 次／分，血压 90/60 mmHg。双肺呼吸音粗，心前区无杂音。

辅助检查

> 心电图：肢体导联低电压、V1-V4 导联可见 Epsilon 波（图 4-2-1）。

> 胸部 X 线：胸廓对称，气管居中；双肺纹理增多，肺野透过度减低；右肺野见模糊片影，左肺野被遮挡；心影增大，心胸比约为 0.62。

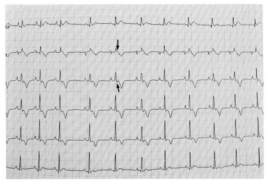

肢体导联低电压、V1-V4 导联可见 Epsilon 波（箭头）

图 4-2-1 心电图

【超声心动图】

- 胸骨旁左室长轴切面：右心明显增大，室间隔明显偏向左心室，左心室内径变小，左心功能正常（图 4-2-2）。
- 心尖四腔心切面：右心明显增大，以右心室为著，左心被压迫变小，房间隔和室间隔均明显偏向左心（图 4-2-3）。
- 剑突下左、右室短轴切面：右心室明显扩大及右室流出道增宽，左心室相对较小（图 4-2-4）。
- 剑突下四腔心切面：右心明显增大，以右心室为著，右室壁运动减低，左心被压迫变小；CDFI：三尖瓣少 - 中量反流信号（图 4-2-5，图 4-2-6）。
- 综合以上超声心动图检查：患儿右心明显增大，以右心室增大为主，右心室流入道、心尖及流出道均明显增大，室壁运动减低，提示右室心肌病。

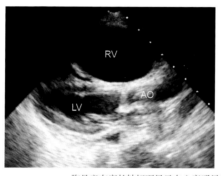

胸骨旁左室长轴切面显示右心室明显扩大

图 4-2-2 右心室明显扩大

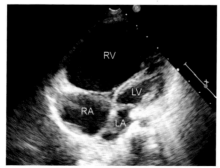

心尖四腔心切面显示右心明显增大，房间隔和室间隔均明显偏向左心

图 4-2-3 右心明显增大

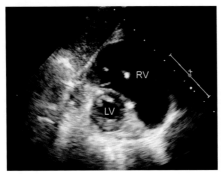

剑突下切面左、右室短轴显示明显增大的右心室及右室流出道

图 4-2-4　右心室及右室流出道扩大

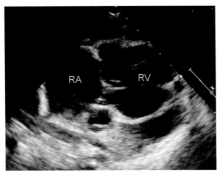

剑突下四腔心切面显示明显增大的右心房及右心室

图 4-2-5　右心明显扩大

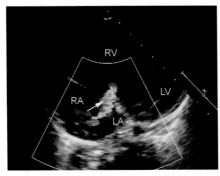

四腔心切面 CDFI 见三尖瓣少 - 中量反流信号

图 4-2-6　三尖瓣反流

【超声心动图提示】

- 右心明显扩大；
- 右心室收缩功能减低；
- 三尖瓣反流（轻－中度）；
- 考虑为致心律失常性右室心肌病。

【鉴别诊断】

- 扩张型心肌病：本病 2 岁以上患儿更为常见，临床中有反复心功能不全表现，体征包括心界扩大、心音低钝；X 线检查可见心影增大；心电图可见肢体导联低电压、ST-T 表现；超声心动图表现为全心扩大，以左心室扩大为主，心功能下降。该患儿心脏超声提示"右心增大，左心相对较小"，与该病不相符。
- 特发性右室流出道心动过速：本病心电图可见室性心动过速，V1 导联呈左束支阻滞，Ⅱ、Ⅲ、aVF 可见宽大 R 波，是一种预后良好的室性心动过速。通过射频消融术可根治，为特发性右室流出道心动过速，心脏超声检查该病通常无特异性改变。

【最终诊断】

致心律失常性右室心肌病。

【分析讨论】

- 致心律失常性右室心肌病：是一种主要累及右心室的心肌病，主要临床表现是室性心律失常、心力衰竭及猝死等；病理改变主要是右室正常心肌被纤维脂肪所替代，从而导致右室壁变薄、右心室增大，主要累及漏斗部、心尖部及后下部。2006 年对该病的诊断修订了标准，其中主要指标：单型性左束支传导阻滞型室速，发育不良三角呈囊性或瘤样改变和肌小梁排列紊乱；心电图记录到 Epsilon 电位，右胸导联 QRS 延长，QRS（V1+V2+V3）/（V4+V5+V6）> 1.2，右胸导联 s 波升支 > 55 ms；尸检或心内膜活检证实家族中有心律失常性右室发育不全患儿，心内膜活检中残留心肌细胞 < 45%。
- 易误诊为"扩张型心肌病"：该病可能会与扩张型心肌病相混淆。扩张型心肌病主要表现为全心扩大，以左心为著，心脏收缩和舒张功能受损，心电图无高电压表现，多见肢体导联低电压；致心律失常性心肌病则主要表现为右心扩大。

- 超声心动图的重要性：超声心动图可发现右心室扩张，心室基底部下壁局限性扩大和收缩期膨隆，右室流出道局限性增大，心尖部活动减弱及心肌肌小梁形态变化。
- 超声心动图的漏诊：超声心动图检查对致心律失常性心肌病早期漏诊的可能性较大。近年来，MRI 对该病早期的诊断率明显提高，包括心肌脂肪浸润、右室流出道膨出、室壁活动减弱或室壁瘤样膨出、右心室和右心房扩大等表现。
- 遗传性：该病已经被证实是一种常染色体遗传性疾病，但有多重外显变异和不完全表达。

【经验教训】

- 心电图异常：以反复发生的持续或非持续的心动过速为特征，右心前区导联的心电图可以出现 T 波倒置，超过 110 s 的宽大 QRS 波和 Epsilon 波强烈提示"心室内冲动传导延缓"，（V1+V2+V3 导联 QRS 波时限之和）/（V4+V5+V6 导联 QRS 波时限之和）> 1.2。该病例中患儿可见明显的 Epsilon 波。
- 超声心动图的重要性：超声心动图作为临床可疑本病常规进行的一项检查，能够对病变明显的部位作出诊断，包括右心室形态学改变、右室壁变薄等，为临床进一步明确诊断提供思路，因而超声检查不可或缺，并且可以在随诊过程中动态观察患儿的病情变化，值得推广和应用。

【病例启示】

- 超声心动图是诊断致心律失常性心肌病的重要方法，结合患儿病史、心电图、胸部 X 线等相关辅助检查可提示该疾病，为临床进一步明确诊断提供参考。
- 超声心动图所发现的右心形态学改变，均应行 MRI 检查以最终明确诊断，减少漏诊率。

作者：包敏，郑春华
单位：首都儿科研究所附属儿童医院

病例 3
致心律失常性右室心肌病："扇贝"样 改变的右心室

【病史、体征及相关检查】

患者，女性，43 岁。

主诉：胸闷、憋气 10 余年，活动能力下降 5 年。

现病史：患者 10 余年前开始出现胸闷、气短症状，活动后加重，因情绪激动出现晕厥 2 次，近 5 年来症状加重。在外地医院诊断"房间隔缺损"。为求进一步诊治入院就诊。

既往史：既往体健，否认高血压病史，否认结核、肝炎等传染病病史，无手术史及输血史，无药食过敏史，预防接种史不详。

家族史和个人史：否认家族遗传病病史，无疫区居住史，无吸烟史、酗酒史。

辅助检查：心电图显示 QT 间期延长，V3、V4、V5 负的 T 波，V6 导联 T 波低平，低电位差，逆时针旋转（图 4-3-1）。

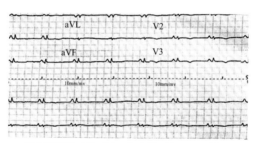

QT 间期延长，V3、V4、V5 负的 T 波，V6T 波低平

图 4-3-1　心电图

【超声心动图】

■ 左室长轴切面：右心显著增大，左室腔内径正常，室间隔连续完整（图 4-3-2）；左心室 M 型超声：右室壁运动幅度减低，左室壁运动幅度及增厚率未见明显异常（图 4-3-3）。

■ 心底短轴切面：右心房、右心室明显扩大，右室流出道明显增宽，主动脉及左心房未见异常（图4-3-4）。

- 左室短轴切面：右心室明显扩大，室壁变薄，运动低平，室间隔偏向左心室，左心室相对较小（图4-3-5）。

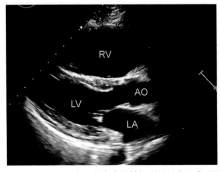

胸骨旁左室长轴切面显示右心室明显扩大

图4-3-2　右心室扩大

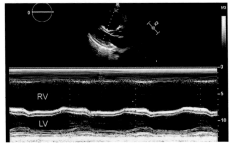

左室长轴M型超声显示右心室明显扩大

图4-3-3　右心室扩大

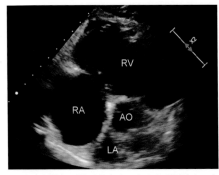

心底短轴切面显示右心房、右心室明显扩大，右室流出道明显增宽

图4-3-4　右心房、右心室扩大

■ 四腔心切面：右心房及右心室明显扩大，室壁变薄，运动低平，右心房内径为 46 mm×55 mm，右心室基底内径为 51 mm，右室流出道内径为 49 mm，室间隔偏向左心室，右心室 TAPSE 及 FAC 减低，TAPSE 为 11.8 mm，FAC 为 12.1%；左心室相对较小，LVEF 正常（图 4-3-6）；三尖瓣瓣环扩张，收缩期瓣叶形成较大对合缝隙，CDFI：三尖瓣见中 - 重度反流信号，三尖瓣反流压差为 12 mmHg（图 4-3-7）；余瓣膜未见明显异常，房间隔未见连续中断，CDFI：心房水平未见分流信号，心包未见明显异常。

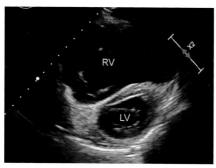

左室短轴切面显示右心室明显扩大，室间隔偏向左心室侧

图 4-3-5　右心室扩大

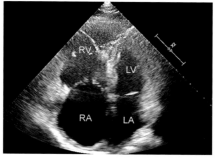

四腔心切面显示右心房、右心室明显扩大，室间隔偏向左心室侧

图 4-3-6　右心室扩大

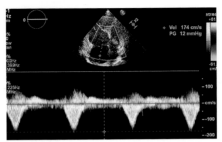

三尖瓣瓣环扩张，CDFI 显示三尖瓣见中－重度反流信号，
三尖瓣反流压差为 12 mmHg

图 4-3-7　三尖瓣反流

- 剑下心室短轴切面：右心室明显扩大，室壁变薄，运动低平；
  室间隔偏向左心室；左心室相对较小（图 4-3-8）。

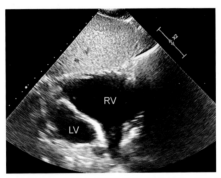

剑下心室短轴切面见右心室明显扩大，室壁变薄，运动低平

图 4-3-8　右心室扩大

【超声心动图提示】

- 右心明显增大，右心功能减低；
- 三尖瓣反流（中－重度）；
- 考虑为致心律失常性右室心肌病（建议行心脏 MRI 检查）。

【心脏 MRI】

　　右心明显增大，右心功能减低，右心室游离壁收缩期呈"扇
贝"样改变，右心室异常强化。考虑致心律失常性右室心肌病
（图 4-3-9 ～图 4-3-11）。

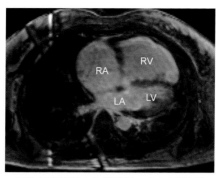

四腔心切面显示右心明显增大，右心功能降低

图 4-3-9　右心明显增大

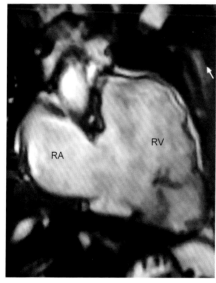

右室流入流出道切面显示右心明显增大，右心功能降低；
右室游离壁收缩期呈"扇贝"样改变（箭头）

图 4-3-10　右心明显增大，呈"扇贝"样改变

【鉴别诊断】

房间隔缺损：多切面显示该患者房间隔连续完整，无分流信号，且无肺动脉高压征象，肺动脉血流速度偏低，可排除房间隔缺损。

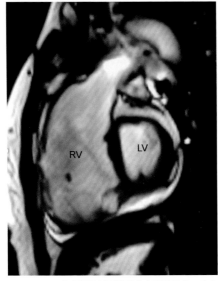

心室短轴切面显示右心明显增大，右心功能减低

图 4-3-11　右心明显增大

【最终诊断】

致心律失常性右室心肌病。

【分析讨论】

- 致心律失常性右室心肌病：以心肌细胞逐渐被纤维脂肪细胞取代为特征，右心室形态与功能异常，伴有心脏电生理改变的心肌疾病。致心律失常性右室心肌病是一种罕见的遗传性心肌病，临床主要表现为室性心律失常或猝死，猝死有可能是该病的首要表现。
- 病理特征：右心室前壁漏斗部、心尖部、后下壁构成的"发育不良三角"被纤维和／或脂肪组织进行性取代。这种取代是从心外膜下逐渐向中层和内层心肌推进，并且心肌细胞的丢失是呈节段性的。该病理特征是右室收缩期出现室壁瘤或呈"贝壳"样运动的病理基础。
- 诊断标准
  - 当考虑致心律失常性右室心肌病的诊断时，重要的是认识到没有单一的"金标准"，诊断必须是基于综合评估的结果。

> 诊断基于 6 个类别的主要和次要标准：右心室结构和功能，右室心肌组织学改变，异常复极，异常除极，心律失常病史和家族遗传病病史。

> 诊断需要满足 2 个主要的、1 个主要的和 2 个次要的标准，或者从不同的类别中满足 4 个次要的标准。

■ 超声心动图的诊断

> 主要标准：右心室局部无运动、运动减低或室壁瘤伴随以下表现：胸骨旁长轴右室流出道 ≥ 32 mm，胸骨旁短轴右室流出道 ≥ 36 mm，FAC ≤ 33%。

> 次要标准：右心室局部无运动或运动减低伴随以下表现：29 mm ≤ 胸骨旁长轴右室流出道 < 32 mm，32 mm ≤ 胸骨旁短轴右室流出道 < 36 mm，33% < FAC ≤ 40%。

■ 鉴别诊断

> 致心律失常性右室心肌病的鉴别诊断包括特发性右室流出道心动过速、心脏结节病和导致右心室容量超负荷的先天性心脏病。

> 最具挑战性的鉴别诊断是区分致心律失常性右室心肌病和运动员的良性生理变化，既往研究发现运动员存在右室重构，其是右心对训练的生理适应性特征，如右心室扩张等，这可能与致心律失常性右室心肌病的特征重叠。

> 因此，鉴别诊断需要多参数评估，以避免致心律失常性右室心肌病的误诊，或者无法识别引起心源性猝死的风险。

【学习要点】

■ 致心律失常性右室心肌病是一种致死性，且与恶性心律失常相关的心肌疾病。

■ 诊断需要综合评估。

■ 超声如发现右心室局部无运动、运动减低或室壁瘤且合并右室流出道扩张时要密切结合临床及其他检查结果以提高致心律失常性右室心肌病的检出率。

作者：吕秀章，叶晓光
单位：首都医科大学附属北京朝阳医院

第五章

左室心肌致密化不全

病例 1

左室心肌致密化不全：诊断与鉴别诊断

【病史、体征及相关检查】

患者，女性，20 岁。

主诉：胸闷、气短 5 个多月。

现病史：5 个月前患者无明显诱因出现胸闷、气短，活动后加重，不伴胸痛、头晕、头痛、晕厥等症状。外院心脏 MRI 检查诊断为"左室心肌致密化不全，左心室扩大"。予强心、利尿等药物规律治疗后症状好转。此后症状偶有发作、不频繁。自发病以来，精神、食欲、睡眠可，大小便正常，体重未见明显改变。

既往史：否认高血压、糖尿病、结核、肝炎等病史，无输血史，无药食过敏史，预防接种史正规。

家族史：父母健在，否认家族遗传病病史。

个人史：久居本地，无疫区居住史，无吸烟史、酗酒史。

体格检查：体温 36.3 ℃，脉搏 75 次 / 分，呼吸 19 次 / 分，血压 125/75 mmHg。

辅助检查

➢ 心电图：窦性心律不齐，T 波改变（图 5-1-1）。

➢ 胸部 X 线：双肺纹理偏重，肺动脉段饱满，左心房偏大，心胸比为 0.44，符合二尖瓣关闭不全改变，请结合临床。

➢ 心脏增强 MRI（2017-02-06 外院检查）：左心室扩大，横径为 68 mm，左室侧壁远段及心尖部肌小梁明显增多，小梁间隙加深，呈"栅栏"样改变，非致密化心肌与致密化心肌之比 > 2，余左心室各节段室壁厚度正常范围（室间隔 8 ～ 9 mm，左心室下壁 6 ～ 7 mm），左心室各节段收缩及舒张运动大致正常，左室流出道通畅，心肌首过灌注及延迟扫描未见明确异常信号；二尖瓣前叶偏长，关闭欠佳，可见少量反流信号；心功能检查：LVEF 为 41%，心输出量（CO）为 7.4 L/min，EDV 为 238.2 mL。诊断为"左室心肌致密化不全伴左心功能不全"。

➢ 实验室检查：血尿常规(-)、生化全套(-)、凝血三项(-)，

CRP 为 1.58 mg/L，抗链球菌溶血素为 27.6 IU/mL，类风湿因子 < 20 IU/mL，ESR 为 14 mm/h，BNP 为 75.74 pg/mL。

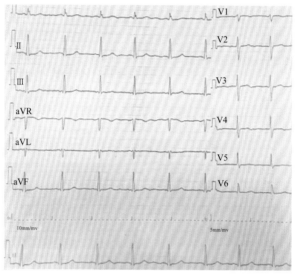

窦性心律不齐，T 波改变

图 5-1-1　心电图

【超声心动图】

■ 2017-02-04 外院检查：左心室扩大，LVDD 为 66 mm，左心室各节段运动幅度普遍轻度减低；二尖瓣后叶短小，前叶腱索延长，瓣叶冗长，收缩期前叶近内交界小部分瓣叶脱向左心房侧，关闭欠佳；CDFI 显示二尖瓣少 - 中量反流，反流束偏向左心房后侧走行；左心室功能正常低限，LVEF 为 50%。

■ 2017-02-14 外院检查：左心室扩大，LVDD 为 59 mm，左心室各节段运动幅度普遍轻度减低；二尖瓣前叶腱索延长，瓣叶冗长，收缩期前叶 A2 区小部分瓣叶脱向左房侧，关闭欠佳；CDFI 显示二尖瓣少量反流，反流束偏向左心房后侧走行；左心室功能正常低限，LVEF 为 50%。

■ 2017-04-05 本院检查：左心室扩大，LVDD 为 67 mm，左心室各节段运动幅度尚可；左心室侧后壁远段及心尖部肌小梁明显增多、增粗，小梁间隙加深，致密心肌厚约为 5 mm，非致密心肌厚约为 11 mm；二尖瓣稍增厚、冗长，收缩期前叶

A2 区部分瓣叶脱向左房侧，平瓣环连线水平；CDFI 显示二尖瓣房侧收缩期见少量偏心性反流信号，沿后叶走行；LVEF 为 51%。

■ 2017-08-29 本院检查

➢ 左室长轴切面：左心室扩大，各室壁运动尚可；二尖瓣稍增厚、冗长，收缩期前叶 A2 区部分瓣叶脱向左心房侧，位于瓣环连线水平（图 5-1-2）；CDFI：二尖瓣房侧收缩期见少量偏心性反流信号，沿后叶走行（图 5-1-3）。

➢ 左心室 M 型曲线：左心室扩大，LVDD 为 63 mm，室间隔与左室后壁运动幅度及增厚率尚可，EDV 明显增大，约为 205 mL，LVEF 为 58%（图 5-1-4）。

➢ 左室短轴切面：二尖瓣水平显示左心室扩大，心内膜面光滑（图 5-1-5），乳头肌水平显示左心室侧壁处心内膜粗糙（图 5-1-6），心尖部于左心室侧后壁远段及心尖部肌小梁明显增多、增粗，小梁间隙加深，呈"海绵"状改变，小梁网状隐窝间隙与左心室腔相通，致密心肌厚约为 5 mm，非致密心肌厚约为 11 mm，非致密化心肌与致密化心肌之比 > 2，各室壁运动尚可（图 5-1-7）。

➢ 心尖长轴切面：四腔心、两腔心及三腔心切面见左室扩大，左心室侧后壁远段及心尖部肌小梁明显增多、增粗，小梁间隙加深，呈"海绵"状改变（图 5-1-8～图 5-1-10）；CDFI：二尖瓣见少量反流信号，二尖瓣口血流频谱 E 峰为 73 cm/s，A 峰为 46 cm/s，E 峰 > A 峰（图 5-1-11）。二尖瓣环组织多普勒 s' 为 5 cm/s，e' 为 8 cm/s，a' 为 3 cm/s，e' > a'（图 5-1-12）。

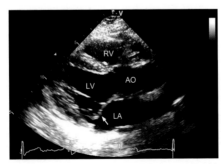

左室长轴切面见左心室扩大，收缩期前叶 A2 区部分瓣叶脱向左心房侧（箭头）

图 5-1-2 左心室扩大

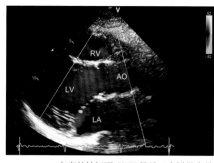

左室长轴切面 CDFI 显示二尖瓣见少量反流信号

图 5-1-3 二尖瓣反流

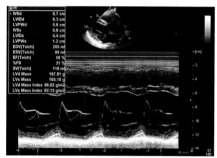

左心室 M 型曲线显示左心室扩大，室壁运动尚可

图 5-1-4 左心室扩大

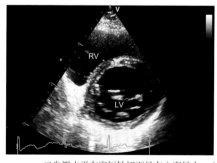

二尖瓣水平左室短轴切面见左心室扩大，心内膜面光滑

图 5-1-5 左心室扩大

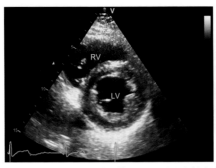

乳头肌水平左室短轴切面显示左心室侧壁处心内膜粗糙

图 5-1-6　左心室侧壁处心内膜粗糙

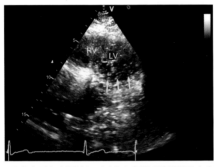

心尖水平左室短轴切面于左心室侧后壁远段及心尖部肌小梁明显增多，
呈"海绵"状改变（箭头）

图 5-1-7　左室心肌"海绵"状改变

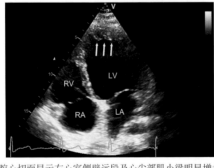

四腔心切面显示左心室侧壁远段及心尖部肌小梁明显增多，呈"海绵"状改变（箭头）

图 5-1-8　左室心肌"海绵"状改变

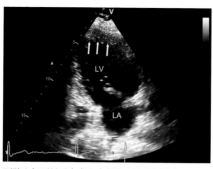

两腔心切面显示左室心尖部肌小梁明显增多，呈"海绵"状改变（箭头）

图 5-1-9　左室心肌"海绵"状改变

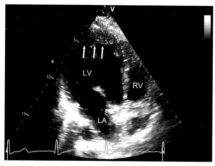

三腔心切面显示左室心尖部肌小梁明显增多，呈"海绵"状改变（箭头）

图 5-1-10　左室心肌"海绵"状改变

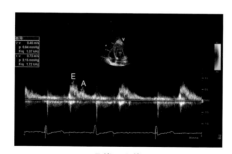

E 峰＞A 峰

图 5-1-11　二尖瓣口血流频谱

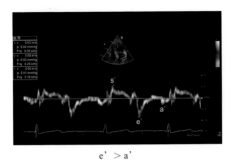

e' > a'

图 5-1-12　二尖瓣环组织多普勒

【超声心动图提示】

- 左心室扩大，左室心肌呈"海绵"状改变；
- 二尖瓣关闭不全（轻度）；
- 考虑为左室心肌致密化不全。

【鉴别诊断】

- 扩张型心肌病：表现为左心室扩大，呈球形改变，室壁多均匀变薄，心内膜一般光滑，有时也可有轻度增粗的肌小梁，但数量上与心肌致密化不全相差甚远，且缺乏深陷的肌小梁间隙。
- 二尖瓣脱垂：单纯二尖瓣脱垂引起左心室扩大者，一般脱垂及关闭不全程度较重，左心房扩大更明显，早期左心功能正常，后期左心室收缩功能受损，肌小梁粗大，本例患者二尖瓣关闭不全不严重，左心房不大，较易鉴别。
- 肥厚型心肌病：左室心肌呈非对称性或对称性肥厚，心室肌小梁也可呈类似于心肌致密化不全的肌小梁改变，但致密层心肌不薄，且缺乏深陷的肌小梁间隙。
- 左室心尖部血栓形成：心尖部的血栓有时可被误诊为心肌致密化不全，但血栓回声密度不均有助于鉴别。

【分析讨论】

- 心肌致密化不全的胚胎发育：在胚胎发育的早期，心肌是由纵横交错的纤维形成的松散网状结构，其间的深陷隐窝与心室腔交通。在胚胎发育的 5 ～ 8 周，这种类似海绵的纤维网状结构的心肌以从心外膜到心内膜、从心底到心尖、从室间隔到游离壁的顺序发生缓慢的致密化，同时小梁间的隐窝演变为毛细血管，参与冠状动脉循环的形成。此期间的发育停滞可导致心肌致密化不全。心肌致密化不全属于未定型心肌病，与遗传有关。常发生在左心室，也称为左室心肌致密化不全。

- 心肌致密化不全的临床分型：根据是否伴有其他心脏疾病，分为孤立性心肌致密化不全和非孤立性心肌致密化不全。孤立性心肌致密化不全表现为胚胎心肌形态持续存在而不合并其他心脏畸形，心内膜心肌纤维间的深陷隐窝仅与心室腔连接，而不与冠状动脉循环交通。另外，根据受累部位，分为左心室、右心室及双心室型心肌致密化不全，以左心室型最为多见。非孤立性常合并右室或左室流出道狭窄、复杂青紫型先天性心脏病或冠状动脉畸形，可能与心腔压力负荷增加或心肌缺血阻断窦状隙的胚胎发育有关，深陷隐窝同时与心室腔及冠状动脉循环交通。

- 心肌致密化不全的发病机制：目前尚不清楚，可能与遗传有关，目前认为左室心肌致密化不全为 X 染色体连锁遗传，Xq28 上 G4.5 基因的突变可引起。此外，还有些继发性病因，如胎儿期心室压力负荷过重和心肌缺血，阻止了正常胚胎心肌窦状隙的闭合，使心内膜的形成发生障碍，心腔内的血液直接对肌小梁产生高压机械效应，使窦状隙持续存在而不消退。

- 心肌致密化不全的诊断标准：目前诊断主要依靠超声心动图，主要表现为：①左室腔内多发粗大肌小梁呈网状交织；②累及左心室中下段，以心尖为主；③突起的肌小梁间见深陷的隐窝，其内暗淡的血流信号与心腔内血流相通；④病变处心内膜节段性缺失，病变区域外层的致密心肌变薄、活动度减低；⑤左心室收缩及舒张功能减低；⑥左心房和左心室增大，伴不同程度的瓣膜反流。前 4 项为心肌致密化不全的特征性改变，若符合前 4 项即可确诊。一般认为在心室短轴切面上测量收缩末期非致密层和致密层心肌最大厚度的比值＞2 作为定量诊断的标准。ASE 建议在舒张末期测量室壁厚度，有学者建议在舒张末期测量分层的心肌，但非致密化心肌最好还是在收缩末期观察。

- 心脏 MRI：具有高分辨率，能清晰显示心尖，成为诊断左室心肌致密化不全的重要补充方法。左室心肌致密化不全患者心肌首过灌注成像可呈透壁性、肌壁间或心内膜下心肌灌注缺损，延迟期可出现心内膜下心肌强化、透壁强化或肌壁间强化，延迟期强化提示心肌纤维化的范围及程度。以往研究结果发现左心室的重构、心室体积的增大及延迟强化都会导致左心室收缩功能下降，并且非致密化心肌累及的心肌节段范围和程度与收缩功能呈负相关。

■ 病例启示：此例患者最初两次超声心动图检查均发现二尖瓣轻度脱垂及关闭不全，由于心肌致密化范围及程度相对较轻，未给予诊断，但左心室扩大的程度并不能完全用二尖瓣病变解释，最终以心脏 MRI 确诊心肌致密化不全。临床上，需要多种检查方法相结合以避免漏诊、误诊。患者合并二尖瓣关闭不全可能是心肌缺血累及乳头肌、左心室重构引起乳头肌位置改变、二尖瓣环扩张等多种原因所致。患者心脏 MRI 显示心肌首过灌注及延迟扫描未见明显异常信号，心肌致密化不全集中于左心室侧后壁远段及心尖部，左心室收缩功能未见明显受损，说明此例患者病变程度相对较轻，尤其是经药物治疗后复查得到明显改善，但是患者左心室明显扩大，仍存在较大的心律失常、心力衰竭等风险，需要超声严密随访、指导治疗。

作者：蒲利红，杨娅
单位：首都医科大学附属北京安贞医院超声心动图一部

病例2
左室心肌致密化不全：可能的遗传性疾病

【病史、体征及相关检查】

患儿，男性，1岁。

主诉：心脏扩大1周。

现病史：患儿母亲既往在某三甲医院确诊为"心肌致密化不全，心功能不全"。孕期曾因心功能不全于外院治疗。因此1周前给患儿体检行心脏超声检查，发现心肌致密化不全，入院就诊。

既往史：既往体健，否认结核、肝炎等传染病病史，无手术史及输血史，无药食过敏史，正规预防接种。否认家族遗传病史，无疫区居住史。

体格检查：体温37℃，脉搏150次/分，呼吸40次/分，血压98/65 mmHg。双肺呼吸音粗，心前区无杂音。

辅助检查：心电图：窦性心动过速，心电轴正常，Ⅰ、aVL导联轻度ST段改变（图5-2-1）。

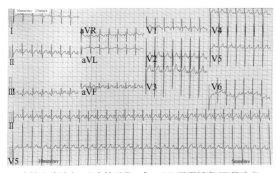

窦性心动过速，心电轴正常，Ⅰ、aVL导联轻度ST段改变

图5-2-1 心电图

【超声心动图】

■ 胸骨旁左室长轴切面：M型超声显示左心室扩大，左心室后壁运动减低，收缩功能减低，EF为42%（图5-2-2）。

- 心尖四腔心切面：左心增大，左心室侧壁及心尖部肌小梁增多，上有隐窝，呈"海绵"状改变，以心尖部明显（图5-2-3）。
- 心尖短轴切面：心室壁四周均肌小梁增多增粗，上有隐窝，呈"海绵"状改变，CDFI可见血流在隐窝中间穿行（图5-2-4，图5-2-5）。
- 综合以上超声心动图检查：患儿左心增大，心功能下降，左心室侧后壁可见弥漫性肌小梁增多、增粗，以心尖为著，提示"心肌致密化不全"。

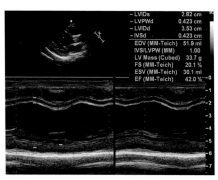

胸骨旁左室长轴切面 M 型超声显示左心室扩大，心功能测量 EF 减低

图 5-2-2　左心室扩大

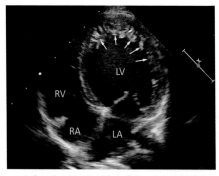

心尖四腔心切面显示左心增大，左心室侧壁及心尖部肌小梁增多，呈"海绵"状改变（箭头）

图 5-2-3　左心室扩大，心肌呈"海绵"状改变

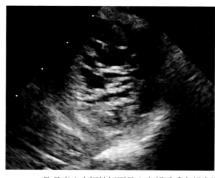

胸骨旁心尖短轴切面见心尖部近乎全部为增多的肌小梁

图 5-2-4 心肌呈"海绵"状改变

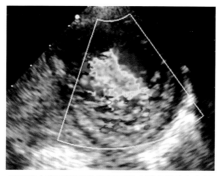

胸骨旁心室短轴切面 CDFI 可见血流在隐窝中穿行

图 5-2-5 "海绵"状心肌内血流信号

【超声心动图提示】

- 左心室扩大，心肌呈"海绵"状改变；
- 左心室收缩功能减低；
- 考虑为左室心肌致密化不全。

【鉴别诊断】

- 扩张型心肌病：多见于 2 岁以上患儿，临床中有反复心功能不全表现；查体心界扩大，心音低钝；X 线检查可见心影增大，心电图可见肢体导联低电压、ST-T 表现；心脏超声表现为全心扩大，心功能下降提示"右心增大，左心相对较小"，与该病不相符。
- 心内膜弹力纤维增生症：多见于新生儿，心电图多为可见左室高电压表现；X 线提示心影增大；超声心动图表现为左心增大，以左心室为著，典型表现为左心室球形扩大，左室短轴心内膜明显增厚，以 > 3 mm 作为诊断依据。该患儿心内膜也增厚，但以非致密心肌为主，在心肌内膜可见隐窝，与该病不相符。

【最终诊断】

- 左室心肌致密化不全；
- 左心室收缩功能减低。

【分析讨论】

- 左室心肌致密化不全：该病左室心肌致密化不全可能起源于胎儿心脏发育期间。在妊娠的第一个月，胎儿心肌通过心内窦状隙被灌注，随着心外膜冠状动脉的发育，窦状隙应紧致形成左心室腔壁，该过程的失败可能导致左室致密化不全。主要表现为在左心室内出现粗大的肌小梁及交错的深隐窝，该病可单独存在，也可合并其他心脏畸形，如室间隔缺损、三尖瓣下移畸形等，心肌致密化不全的患儿在临床中主要表现多样，可以在胎儿期即出现心功能不全，也可以无症状至成年，主要还是表现为心功能不全、心律失常和血栓。

- 易误诊为"左心室过度小梁化"：左心室获得性过度小梁化在 2004 年首次被报道，主要发生在经历专业训练的运动员、妊娠妇女中。在一些患儿中，左心室过度小梁化会随着时间消失。

- 超声心动图的重要性：通常该病多由超声心动图发现，成年人诊断该病多采用 Jenni 标准，即增厚的左室心肌壁出现两层不同的结构，非致密的心肌与致密心肌层在收缩末期厚度比值 > 2，交错的深隐窝与心室腔相同，CDFI 可明确血流在隐窝与心室腔内穿行，除外其他合并的心脏畸形。以心尖病变最为突出及典型，在心尖短轴切面可见到大部分心肌均为致密化不全表现。但需明确的是很多心功能不全的患儿也存在肌小梁明显增多的现象，随着原发病的治疗或心力衰竭的纠正，肌小梁增多的现象随之消失，这种情况下是不能诊断心肌致密化不全的，因而超声心动图检查存在着阳性率增高的可能。

- 超声心动图的漏诊：超声心动图对该病的诊断较为敏感，较为容易诊断，但假阳性也高，由于各种原因导致的心功能不全引起的肌小梁增多现象也被诊断为该病。

- 遗传性：该病已经被证实是一种常染色体或 X 连锁隐性遗传性疾病，随着测序技术的开展，越来越多的基因突变被发现可导致左室心肌致密化不全，如 *MYH7*、*ACTC1*、*TNNT2* 等。本例患儿母亲曾诊断"心肌致密化不全"，考虑为遗传性。

【经验教训】

- 心电图异常：典型的左心室致密化不全心电图一般存在高电压现象，室上性心动过速、室性心动过速和心动过缓在左室心肌致密化不全中经常出现，室性心动过速在成年人的发病率为 $38\% \sim 47\%$。

- 超声心动图的重要性：超声心动图可对该病作出明确诊断，能够发现心肌致密化不全现象，随着超声心动技术的发展和提高，对该病的认识也在逐步加深，而且超声心动也可运用经食管超声、斑点追踪技术等进一步提高诊断。

【病例启示】

- 超声心动图是诊断致心肌致密化不全的一种重要的检查方法，结合患儿病史、心电图等相关辅助检查可提示该病，在左室侧壁尤其是心尖部可见到粗大肌小梁，应与左心室过度小梁化相鉴别。

作者：包敏，郑春华

单位：首都儿科研究所附属儿童医院

病例 3
左室心肌致密化不全：儿童时期的表现

【病史、体征及相关检查】

患者，女性，9 岁。

主诉：胸闷、气短 3 个多月。

现病史：患者 3 个月前开始出现胸闷、气短，活动后加重。平素易感冒。自发病以来，精神、食欲、睡眠可，大小便正常，体重未见明显改变。

既往史：无特殊。

家族史：父母健在，否认家族遗传病病史。

体格检查：体温 36.6 ℃，脉搏 85 次 / 分，呼吸 29 次 / 分，血压 100/50 mmHg。

辅助检查

➢ 心电图：窦性心律不齐，T 波改变。

➢ 实验室检查：基本正常。

【超声心动图】

■ 左室长轴切面：左心室扩大，舒张期内径为 45.5 mm，各室壁运动尚可（图 5-3-1），左心室 M 型曲线测量左心室扩大，LVDD 为 46.1 mm，室间隔与左室后壁运动幅度及增厚率尚可，M 型超声测 LVEF 为 60%（图 5-3-2）；CDFI：二尖瓣房侧收缩期见少量反流信号，沿后叶走行（图 5-3-3）。

■ 左室短轴切面：二尖瓣水平显示左心室扩大，心内膜面光滑。乳头肌水平显示左室前侧壁处心内膜较为粗糙（图 5-3-4）。心尖部于左心室侧后壁远段及心尖部肌小梁明显增多、增粗，小梁间隙加深，呈"海绵"状改变，小梁网状隐窝间隙与左室腔相通；左心室下壁致密心肌厚约为 6 mm，非致密心肌厚约 14 mm，非致密化心肌与致密化心肌之比为 2.33∶1；各室壁运动尚可（图 5-3-5）。

■ 心尖四腔心切面：四腔心切面见左心室扩大，左心室侧后壁远段及心尖部肌小梁明显增多、增粗，小梁间隙加深，呈"海绵"状改变（图 5-3-6）；CDFI：二尖瓣见少量反流信号

（图5-3-7）；二尖瓣口血流频谱：E峰93 cm/s，A峰44 cm/s，E/A 为2.11，DT 为141 ms（图5-3-8）。

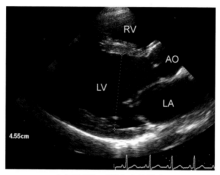

左室长轴切面见左心室扩大

图5-3-1　左心室扩大

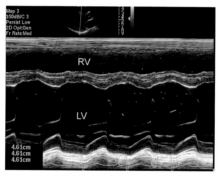

左心室 M 型曲线显示左心室扩大，室壁运动尚可

图5-3-2　左心室扩大

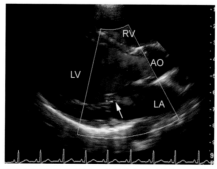

左室长轴切面 CDFI 显示二尖瓣有少量反流信号（箭头）

图5-3-3　二尖瓣反流

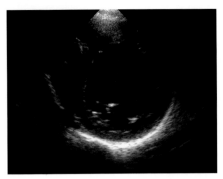

乳头肌水平左室短轴切面见左心室扩大，前侧壁处心内膜较粗糙

图 5-3-4 左心室扩大

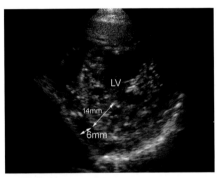

心尖水平左室短轴切面见左心室肌小梁明显增多、增粗，呈"海绵"状改变，
左心室下壁非致密化心肌与致密化心肌之比为 2.33：1（双箭头）

图 5-3-5 左心室侧壁处心内膜粗糙

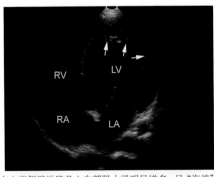

四腔心切面于左心室侧壁远段及心尖部肌小梁明显增多，呈"海绵"状改变（箭头）

图 5-3-6 左室心肌"海绵"状改变

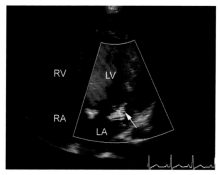

心尖四腔心切面 CDFI 显示二尖瓣见少量反流信号（箭头）

图 5-3-7　二尖瓣反流

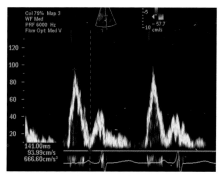

E/A 为 2.11，DT 为 141 ms

图 5-3-8　二尖瓣口血流频谱

【超声心动图提示】

- 左心室扩大，左室心肌呈"海绵"状改变；
- 二尖瓣关闭不全（轻度）；
- 考虑为左室心肌致密化不全。

【鉴别诊断】

- 扩张型心肌病：二者表现极为相似，临床症状相同。超声心动图均表现为左心室扩大，呈球形改变，室壁多均匀变薄；扩张型心肌病心内膜一般光滑，有时也可有轻度增粗的肌小梁，但数量上与心肌致密化不全相差甚远，且缺乏深陷的肌小梁间隙。
- 心内膜弹力纤维增生症：二者临床症状基本相同。心内膜弹力纤维增生症发病年龄更早，预后差；心肌致密化不全发病晚，症状相对轻。二者超声心动图表现相近，均为全心扩大，以左心室为著，左心室扩张呈球形。心内膜弹力纤维增生症心内膜明显增厚、增强；心肌致密化不全为非致密心肌增厚，呈"海绵"状，致密心肌变薄，心内膜回声正常。

【分析讨论】

- 心肌密化不全的超声心动图诊断标准：超声心动图主要表现为左室心肌呈"海绵"状或"网格"状改变，腔内多发粗大肌小梁呈网络样交织；突起的肌小梁间见深陷的隐窝，CDFI 显示其内暗淡的血流信号与心腔内血流相通，左心造影其间可见造影剂充盈；左心扩大，多伴有左心室收缩及舒张功能减低。超声心动图对心肌致密化不全的诊断多采用 Jenni 标准：①典型的双层不同的心肌结构，外层即致密心肌层，较薄，内层即非致密心肌层，较厚，肌小梁之间可见深陷隐窝，心室收缩末期非致密心肌与致密心肌之比＞2，幼儿为＞1.4；②病变区域主要位于心尖部、侧室和下壁；③ CDFI 血流显像可探及深陷隐窝内有血流灌注并与心腔交通，而不与冠状动脉相通；④排除其他心脏畸形。

- 心肌致密化不全的 MRI 诊断标准：心脏 MRI 具有高分辨率能清晰显示心尖，成为诊断左室心肌致密化不全的重要补充方法。其定量诊断标准是舒张期非致密层与致密层之比＞2.3。与超声心动图不同，定量分析的时相是舒张期，超声心动图的收缩期。

- ASE 建议：在舒张末期测量室壁厚度，有学者建议在舒张末期测量分层的心肌，但非致密心肌最好还是在收缩末期观察。舒张期定量诊断标准是否采用心脏 MRI 的标准（非致密层与致密层之比＞2.3）尚无定论。

- 心肌密化不全的分类及分型：心肌致密化不全分为孤立性和非孤立性两大类。根据发生部位分为左心室型、右心室型及双心室型，以左心室型最为多见。有学者（Towbin JA）将其分为 8 个亚型。

  - 良性左室心肌致密化不全：左心室无扩大，室壁无增厚，且心室收缩及舒张功能正常，约占 35%。良性左室心肌致密化不全可以归类为正常人群，但应规范随诊。

  - 心律失常型左室心肌致密化不全：左室心肌致密化不全伴

有心律失常，左心室大小，收缩功能及室壁厚度均正常。

> 扩张型左室心肌致密化不全：心室扩大，左心室收缩功能降低，治疗后左心室可能会出现缩小，心功能改善，室壁有一定程度变厚的征象。新生儿及婴儿扩张型左室心肌致密化不全较其他扩张型心肌病预后差。

> 肥厚型左室心肌致密化不全：表现为左室壁增厚，通常为非对称间隔肥厚，舒张功能降低，收缩功能增强。在疾病后期，可出现左心室扩张和收缩功能不全。

> 肥厚扩张型左室心肌致密化不全：在起病时表现为左室壁增厚，心室扩大，收缩功能降低，预后差。儿科患者多合并遗传代谢病或伴线粒体病。

> 限制型左室心肌致密化不全：少见，表现为左心房或双心房扩大及舒张功能不全。临床表现与限制型心肌病相似，预后差，可发生心律失常相关的猝死或射血分数保留的心力衰竭。

> 右心室或双心室心肌致密化不全：右心室肌小梁明显增多，类似海绵样，多数肌小梁累及右心室侧壁，可达三尖瓣水平。

> 左心室心肌致密化不全伴先天性心脏病：可伴几乎所有类型其他先天性心脏病，先天性右心结构异常更多见。可导致心功能不全及心律失常，或两者均有。

■ 儿童时期的表现：症状不典型，早期可无心力衰竭表现，超声心动图发现后需要长期随访。定量诊断标准左心室收缩末期非致密心肌与致密心肌之比 > 1.4。本例患者 9 岁，有临床症状，超声心动图显示 LVDD 达 45 mm，已达到正常成年人的左心室内径，说明左心室扩大。左心室下壁致密心肌厚约为 6 mm，非致密心肌厚约为 14 mm，非致密化心肌与致密化心肌之比为 2.33，该比值明显大于诊断标准（1.4）。各室壁运动尚可，收缩功能正常。舒张功能分析，E/A > 2，在儿童及青少年时期正常，不能说明是限制性充盈障碍；二尖瓣血流频谱 DT 为 141 ms，也说明舒张功能正常。如是限制性充盈障碍，则 DT 缩短。

作者：杨娅，徐丽媛，张芮英，曲泡晨，潘宇帆

单位：首都医科大学附属北京安贞医院超声心动图一部

病例 4
左室心肌致密化不全：左心室弥漫性改变

【病史、体征及相关检查】

患者，男性，16 岁。

主诉：反复胸闷、气短 3 年，加重 2 个月。

现病史：患者于 2016 年在无明显诱因的情况下出现胸闷、气短，活动后加重。近 2 个月来症状加重，夜间不能平卧，双下肢水肿。

既往史：否认高血压、糖尿病、结核、肝炎等病史，无输血史，无药食过敏史，预防接种史正规。

家族史：父母健在，否认家族遗传病病史。

体格检查：体温 36.8 ℃，脉搏 80 次 / 分，呼吸 25 次 / 分，血压 110/60 mmHg。双下肢水肿。心界扩大，心尖部闻及 Ⅲ 级收缩期杂音。

【超声心动图】

■ 左室长轴切面：左心房、左心室明显扩大，LVDD 为 65 mm，各室壁运动减低，左心室后壁心包腔液性暗区宽为 9 mm（图 5-4-1）；二尖瓣 M 型超声：左心室扩大，二尖瓣开口相对变小（图 5-4-2）；CDFI：二尖瓣房侧收缩期见中量反流信号（图 5-4-3）。

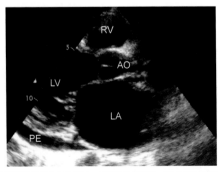

左室长轴切面见左心扩大，室壁运动减低，左心室后壁后心包腔见液性暗区（PE）

图 5-4-1　左心室扩大

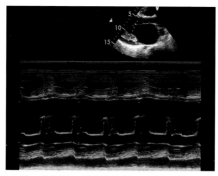

二尖瓣 M 型曲线显示左心室扩大，二尖瓣开口相对变小

图 5-4-2 左心室扩大

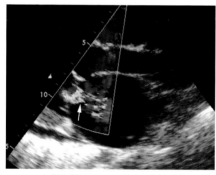

左室长轴切面 CDFI 显示二尖瓣见中量反流信号（箭头）

图 5-4-3 二尖瓣反流

- 左室短轴切面：二尖瓣水平显示左心室扩大，左心室后壁处心内膜面粗糙；乳头肌水平左室短轴切面见左心室扩大，前间隔、前壁、侧壁和后壁心肌呈"海绵"状改变，仅后间隔心肌正常（图 5-4-4）；乳头肌与心尖水平之间的短轴切面见左室心肌均呈"海绵"状改变，后壁非致密心肌厚约为 15.1 mm，致密心肌厚约为 4.6 mm，二者比值为 3.28（图 5-4-5）；心尖水平短轴切面见左室心肌几乎完全呈"海绵"状改变，舒张末期非致密心肌厚约 21 mm，收缩末期厚度达 30 mm，舒张期见一较小的心腔，非致密心肌菲薄（图 5-4-6）；左心室后壁后心包腔均可见液性暗区。

- 四腔心切面：全心扩大，左室壁运动减低，EF 为 32%，除室间隔基底段外，余处心肌均呈"海绵"状改变（图 5-4-7）；CDFI：二、三尖瓣中量反流信号（图 5-4-8）。

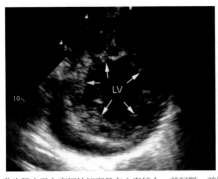

乳头肌水平左室短轴切面见左心室扩大，前间隔、前壁、侧壁和后壁心肌呈
"海绵"状改变（白箭头），仅后间隔心肌正常（黄箭头）

图 5-4-4 左室心肌"海绵"状改变

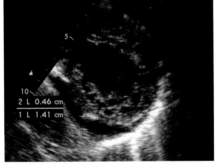

乳头肌与心尖之间左室短轴切面见左室心肌均呈"海绵"状改变

图 5-4-5 左室心肌"海绵"状改变

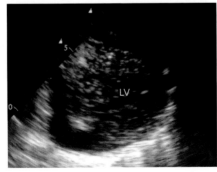

心尖水平短轴切面左室心肌几乎完全呈"海绵"状改变，舒张期见一较小的心腔，
非致密心肌菲薄

图 5-4-6 左室心肌"海绵"状改变

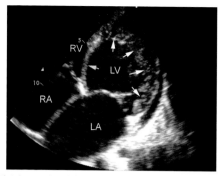

四腔心切面于左心室侧壁远段及心尖部肌小梁明显增多，呈"海绵"状改变（箭头）

图 5-4-7 左室心肌"海绵"状改变

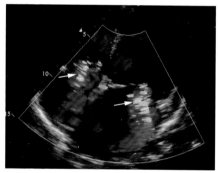

两腔心切面于左室心尖部肌小梁明显增多，呈"海绵"状改变（箭头）

图 5-4-8 左室心肌"海绵"状改变

- 两腔心切面：两腔心切面见左心扩大，左室心尖部肌小梁明显增多，呈"海绵"状改变，非致密心肌厚约为 18.2 mm，致密心肌厚约为 6 mm，非致密化心肌与致密化心肌之比 > 3.03（图 5-4-9）。

- 三腔心切面：三腔心切面见左心扩大，左室心尖部肌小梁明显增多，呈"海绵"状改变。非致密心肌厚约为 18.2 mm，致密心肌厚约为 6 mm，非致密化心肌与致密化心肌之比 > 3.03（图 5-4-10），CDFI：左室心尖部肌小梁间见血流信号（图 5-4-11）。

- 右心室为主的切面：探头向右侧偏移显示四腔心和心室短轴切面见右心亦扩大，左室心肌呈"海绵"状改变，右心室中部及心尖部亦可见多个条索状肌束，右室壁运动减低（图 5-4-12，图 5-4-13）。

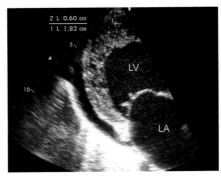

两腔心切面于左室心尖部肌小梁明显增多，呈"海绵"状改变

图 5-4-9　左室心肌"海绵"状改变

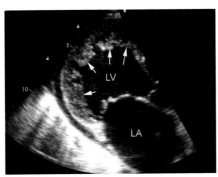

三腔心切面见左心扩大，左室心尖部"海绵"状改变最为明显（箭头）

图 5-4-10　左室心肌"海绵"状改变

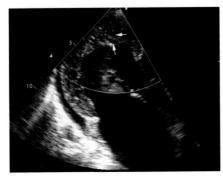

CDFI 显示左室心尖部肌小梁间见血流信号（箭头）

图 5-4-11　肌小梁间血流

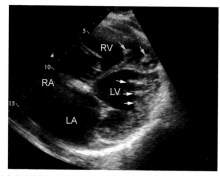

探头向右侧偏移显示四腔心切面见右心亦扩大，右室中部及心尖部见多个条索状肌束（黄箭头），左心室见粗大的肌小梁结构（白箭头）

图 5-4-12　右心扩大

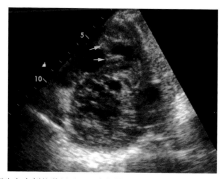

探头向右侧偏移显示双心室短轴切面见右心亦扩大，右心室中部及心尖部见多个条索状肌束（箭头），左心室心肌"海绵"状改变

图 5-4-13　右心扩大

【超声心动图提示】

- 全心扩大，左室心肌呈"海绵"状改变；
- 心功能降低；
- 二、三尖瓣关闭不全（中度）；
- 考虑为左室心肌致密化不全。

【鉴别诊断】

- 扩张型心肌病：多全心扩大，以左室扩大为主，室壁多均匀变薄，但心功能降低。心内膜一般光滑，有时也可有轻度增粗的肌小梁，且缺乏深陷的肌小梁间隙，非致密心肌与致密心肌厚度比值达不到心肌致密化不全的标准。

- 致心律失常性右室心肌病：右心扩大为主，右室壁菲薄，右心功能降低，左心大小改变不明显。同时伴有心律失常和心电图的异常。
- 心尖肥厚型心肌病：左室心尖心肌局限性增厚，心肌是致密的，心室肌小梁也可有轻微的肌小梁改变，但致密层心肌不薄，且缺乏深陷的肌小梁间隙。
- 左室心尖部血栓形成：心尖部的血栓有时可被误诊为心肌致密化不全，但血栓回声密度不均有助于鉴别。同时有左心室相关疾病，如心肌梗死、扩张型心肌病等，心肌致密化不全可合并左心室血栓，应注意鉴别。

【最终诊断】

- 左室心肌致密化不全；
- 心力衰竭。

【分析讨论】

- 心肌致密化不全的病理分型：根据非致密心肌受累部位，分为左心室、右心室及双心室型心肌致密化不全，以左心室型最为多见。本例患者左心室除室间隔基底段心肌正常外，其他室壁的心肌均匀致密化不全的表现，最严重的部位是心肌部。本例患者在右心室显示清楚时，右心室的中部及心尖部亦可见增粗的肌小梁结构，并且右心功能降低，考虑病变累及右心室。属于双心室型心肌致密化不全。因右心室心尖部在胚胎时期即存在调节束，如仅在右室心尖部出现肌小梁结构，是正常调节束的改变，并非累及右心室。
- 病例启示：本例患者非致密化心肌累及范围广，年龄较轻，临床表现较为严重，已有较明显的心力衰竭的表现。心力衰竭是最常见的临床表现，也是患者就诊的主要原因。本例患者主要为左心衰竭，预后较差。

作者：杨娅，潘宇帆，周洁，刘银琢
单位：首都医科大学附属北京安贞医院超声心动图一部

病例 5
左室心肌致密化不全：合并主动脉瓣狭窄和关闭不全

【病史、体征及相关检查】

患者，男性，10 岁。

主诉：胸闷、气短，发现心脏杂音 1 周。

现病史：患者 1 周前无明显诱因出现胸闷、气短，外院检查发现心脏杂音。

既往史：无特殊。

家族史：父母健在，否认家族遗传病病史。

体格检查：体温 36.5 ℃，脉搏 82 次 / 分，呼吸 26 次 / 分，血压 100/45 mmHg。

【超声心动图】

■ 左室长轴切面：左心房、左心室明显扩大，LVDD 为 66 mm，各室壁运动尚好，主动脉右冠瓣舒张期脱入左室流出道（图 5-5-1）；CDFI：主动脉瓣舒张期见大量反流信号（图 5-5-2）。

■ 左室短轴切面：乳头肌与心尖水平之间的短轴切面见左室心肌均呈"海绵"状改变，后侧壁较为明显；后壁非致密心肌厚约为 20 mm，致密心肌厚约为 6 mm，二者比值为 3.33（图 5-5-3）。

■ 四腔心切面：全心扩大，左室壁运动尚好，EF 为 60%，侧壁及心尖部"海绵"状改变，见多条肌小梁（图 5-5-4）；CDFI：二尖瓣中量反流信号。

■ 两腔心切面：左心扩大，左室心尖部肌小梁明显增多，呈"海绵"状改变（图 5-5-5）；CDFI：二尖瓣中量反流信号（图 5-5-6）。

■ 五腔心切面：左心扩大，左室心尖部肌小梁明显增多，呈"海绵"状改变；主动脉瓣口 CW：速度明显加快，峰值速度为 380 cm/s，压差为 58 mmHg（图 5-5-7）。

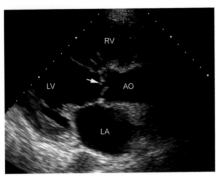

左室长轴切面见左心室扩大,主动脉瓣脱垂(箭头)

图 5-5-1　主动脉瓣脱垂

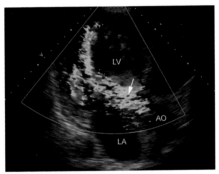

左室长轴切面 CDFI 显示主动脉瓣有大量反流信号(箭头)

图 5-5-2　主动脉瓣反流

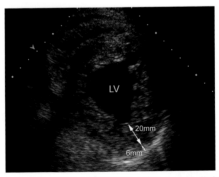

乳头肌以下左室短轴切面于左心室侧后壁见心肌呈"海绵"状改变(箭头)

图 5-5-3　左室心肌"海绵"状改变

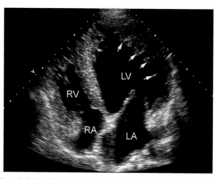

四腔心切面于左心室侧壁中远段及心尖部肌小梁明显增多,呈"海绵"状改变(箭头)

图 5-5-4 左室心肌"海绵"状改变

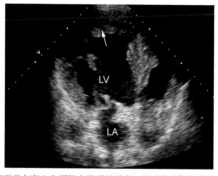

两腔心切面于左室心尖部肌小梁明显增多,呈"海绵"状改变(箭头)

图 5-5-5 左室心肌"海绵"状改变

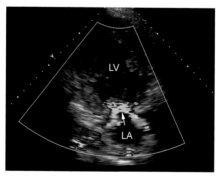

三腔心切面于左室心尖部肌小梁明显增多,呈"海绵"状改变(箭头)

图 5-5-6 二尖瓣反流

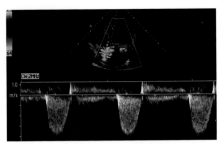

主动脉瓣口 CW 显示速度明显加快

图 5-5-7　主动脉瓣狭窄

【超声心动图提示】

- 左心室扩大，左室心肌呈"海绵"状改变（考虑为左室心肌致密化不全）；
- 主动脉瓣狭窄及关闭不全（中度）；
- 二尖瓣关闭不全（中度）；
- 左心扩大。

【鉴别诊断】

- 扩张型心肌病：多全心扩大，以左心室扩大为主，室壁多均匀变薄，但心功能降低。心肌可有轻度增粗的肌小梁，且缺乏深陷的肌小梁间隙，非致密心肌与致密心肌厚度比值达不到心肌致密化不全的标准。
- 心尖肥厚型心肌病：左室心尖心肌局限性增厚，心肌是致密的；心室肌小梁也可轻微的肌小梁改变，但致密层心肌不薄，且缺乏深陷的肌小梁间隙。
- 左室心尖部血栓形成：心尖部的血栓有时可被误诊为心肌致密化不全，但血栓回声密度不均匀有助于鉴别。

【最终诊断】

- 左室心肌致密化不全；
- 主动脉瓣狭窄及关闭不全（中度）；
- 二尖瓣关闭不全（中度）。

【分析讨论】

- 非孤立性心肌致密化不全：心肌致密化不全分为孤立性心肌致

密化不全和非孤立性心肌致密化不全。非孤立性心肌致密化不全常合并右室或左室流出道狭窄、复杂青紫型先天性心脏病或冠状动脉畸形。本例患者合并主动脉瓣病变，是常见的合并畸形。

- 心肌致密化不全合并主动脉瓣病变的机理：胚胎早期心肌为松散网状结构，其间的深陷隐窝与心室腔交通，类似海绵的纤维网状结构，之后心肌逐渐致密化。如存在主动脉瓣病变、狭窄和关闭不全均可导致心肌缺血，从而阻断窦状隙的胚胎发育；主动脉瓣狭窄还可以增加左心室的压力负荷，亦可阻断窦状隙的胚胎发育，出现深陷隐窝，使心室腔及冠状动脉循环交通，以保障心肌供血。

作者：杨娅，潘宇帆
单位：首都医科大学附属北京安贞医院超声心动图一部

病例 6
左室心肌致密化不全：合并先天性冠状动脉瘘

【病史、体征及相关检查】

患者，男性，59 岁。

主诉：进行性胸闷、呼吸困难 10 余年，加重伴下肢浮肿 10 余天。

现病史：患者近 10 年来劳力活动后出现心悸、胸闷、胸痛、进行性呼吸困难等症状，常自行口服硝酸甘油后症状缓解。曾多次于当地医院就诊，临床诊断为"冠心病"。给予抗凝、稳定斑块、维持电解质平衡等治疗，好转出院。出院后口服阿司匹林肠溶片、波立维等药物，但病情反复发作。10 多天前患者出现胸闷、胸痛，下肢浮肿及排尿困难等症状。

既往史：既往体健，否认高血压病史，否认结核、肝炎等传染病病史，无手术史及输血史，无药食过敏史，预防接种史不详，否认家族遗传病病史，家族中未见青年猝死病史，无疫区居住史，无吸烟史、酗酒史。

体格检查：体温 36.3 ℃，脉搏 75 次／分，呼吸 20 次／分，血压 120/75 mmHg。心界增大，心率 68 次／分，欠规整，胸骨左缘 2 ～ 3 肋间可闻及 Ⅱ～Ⅲ级舒张期杂音并伴局部震颤。双下肢轻度水肿。心功能 Ⅲ～Ⅳ级。

辅助检查

- 心电图：左室肥大。
- 血气分析：pH 为 7.458（参考值 7.35 ～ 7.45），PCO_2 为 27.2 mmHg（参考值 35.0 ～ 45.0），PO_2 为 109.4 mmHg（参考值 83.0 ～ 108.0），GLU 为 97 mg/dL（参考值 65 ～ 95），尿素氮为 21.0 mg/dL（参考值 7.0 ～ 18.0），D-二聚体为 739 ng/mL（参考值 0 ～ 500）。
- 胸部 X 线：心影扩大及一肿块样结构位于右下肺心缘附近。

【超声心动图】

- 胸骨旁左室长轴切面：左心扩大。
- 大动脉短轴：右冠状动脉起始处内径明显增宽（图 5-6-1）。
- 左室短轴切面：基底段未见明显异常，乳头肌水平左室心肌交织呈"海绵"状小梁样结构，心尖水平左室心肌"海绵"状小梁样结构收缩期非致密化心肌厚约为 16 mm，致密化心肌厚约为 8 mm，两者比值约为 2；CDFI：小梁间可探及低速血流信号（图 5-6-2）。

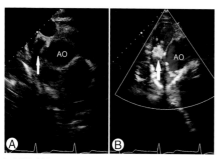

A. 大动脉短轴切面见右冠状动脉起始处内径明显增宽（箭头）；B.CDFI 显示右冠状动脉内的血流信号

图 5-6-1　右冠状动脉增宽

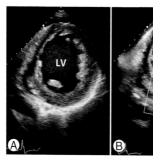
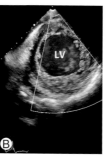

A. 乳头肌水平左室短轴切面见左室心肌呈"海绵"状；B.CDFI 显示小梁间可探及低速血流信号

图 5-6-2　"海绵"状心肌

- 心尖四腔心切面：左心室扩大，左室心肌近心尖处交织呈"海绵"状小梁样结构；右心房外侧探及动脉瘤样结构，之后沿房室沟延续为管道状结构（图 5-6-3，图 5-6-4）。
- 心尖两腔心切面：CDFI 见血流通过一个瘘口在左心室下壁近

房室环处注入左心室；左室心肌交织呈"海绵"状小梁样结构（图 5-6-5）。

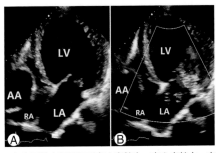

A. 心尖四腔心切面显示左心室扩大，左心室扩大，左室心肌近心尖处交织呈"海绵"状小梁样结构；B.CDFI 于左心房、左心室环外侧见瘘口高速血流信号，右心房外侧探及动脉瘤样结构

图 5-6-3　右冠状动脉瘤及"海绵"状心肌

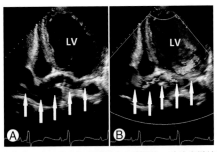

A. 非标准心尖四腔心切面显示右心房室沟，动脉瘤样结构沿房室沟延续为管道状结构（箭头）；B.CDFI 显示冠状动脉血流信号（箭头）

图 5-6-4　冠状动脉瘘血管走行

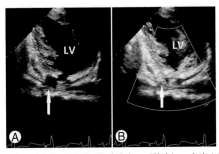

A. 心尖两腔心切面显示冠状动脉瘘口（箭头），左室心肌交织呈"海绵"状小梁样结构；B. CDFI 见血流通过瘘口注入左心室（箭头）

图 5-6-5　冠状动脉瘘口及"海绵"状心肌

- 心尖三腔心切面：左室心肌交织呈"海绵"状小梁样结构，小梁间可探及低速血流。
- 综合以上超声心动图检查：患者左心增大，室壁运动减低，心功能降低，右冠状动脉起始段增宽，通过瘘口注入左心室，左室心肌交织呈"海绵"状的小梁样结构，小梁间可探及低速血流。提示"右冠状动脉－左心室瘘，右冠状动脉瘤形成，左室心肌致密化不全"。

【超声心动图提示】

- 先天性心脏病；
- 右冠状动脉－左心室瘘，右冠状动脉瘤形成；
- 左室心肌致密化不全。

【冠状动脉 CTA】

冠状动脉 CTA：右冠状动脉瘤样扩张，管径最宽处约为 67 mm，并与左室相通，瘘口大小约为 16 mm×12 mm，管壁可见条状钙化。诊断为"右冠状动脉－左心室瘘"。另外，CTA 重建均可见左心室明显的非致密化不全的表现（图 5-6-6）。

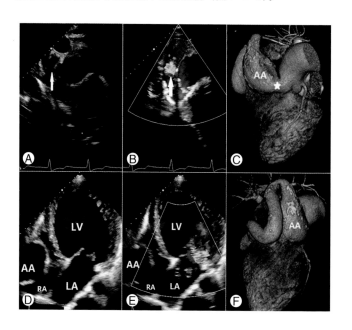

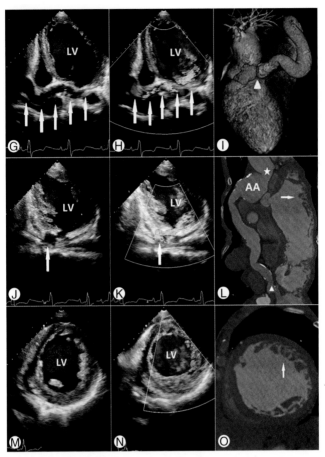

二维超声（左）、彩色多普勒（中）与冠状动脉 CTA（右）的比较。A、B、C. 右冠状动脉增宽冠状动态；D、E、F. 右房外侧形成冠状动脉瘤（AA）；G、H、I. 增宽的冠状动脉沿右房室沟左行（箭头）；J、K、L. 瘘口在左室下壁近房室环处（箭头）；M、N、O. 左室心肌致密化不全（箭头）

图 5-6-6 右冠状动脉 - 左心室瘘

【最终诊断】

右冠状动脉 - 左心室瘘合并左室心肌致密化不全。

【分析讨论】

■ 心肌致密化不全：是一种罕见的、具有临床特色的、非单一遗传

背景的先天性疾病。流行病学发病率超声心动图检查成年人 <
0.14%。胚胎发育 4 ～ 6 周时，心室肌逐渐致密化，致密化过
程是从心外膜向心内膜、从基底部向心尖部。心肌形态结构发
生改变，导致了心肌供血的失常，直接影响到心肌的收缩功
能；另一方面粗大的肌小梁亦可造成室壁松弛性障碍，僵硬度
增加，这又影响到心肌的舒张功能。致密化不全的心肌持续存
在，累及心室，使该患者存在 3 种主要心脏危险：未致密化心
室功能降低，室性心律失常，心内膜血栓伴体循环栓塞。这在
该患者内科抗心力衰竭治疗、心功能恢复之后的预防治疗中应
尤其关注。

- 合并畸形：心肌致密化不全多为孤立性，本病例同时合并先天
  性冠状动脉瘘。

- 冠状动脉瘘：是冠状动脉和其他任意心脏 4 个腔室结构或大的
  管道结构（如上腔静脉、肺动脉、肺静脉或冠状窦）的异常
  连通。冠状动脉瘘的发生率为 0.002%，心脏畸形的发病率为
  0.4%。大多数冠状动脉瘘伴左向右分流，其临床表现取决于分
  流量的大小及其对血流动力学的影响。冠状动脉瘘对血流动力
  学的影响由多种因素决定。瘘入右心者，血流动力学上属左向
  右分流（收缩期和舒张期均有），PW 测连续性收缩 - 舒张频谱。
  右心负荷增加，肺血流量增多，长期分流导致肺动脉高压。瘘
  入左心者，不产生左向右分流，无肺淤血增多征象。瘘入左心
  房者，收缩期和舒张期均分流入左心房；瘘入左心室者，PW
  测舒张期湍流频谱，在血流动力学上相当于主动脉瓣反流。

- 发病机制：冠状动脉瘘与心肌致密化不全在胚胎发育产生的机
  制是相同的，均为心肌的窦状间隙未闭合所致。心肌致密化不
  全也可能因为冠状动脉瘘导致心肌缺血，心内膜下心肌窦状间
  隙再开放，使血液由心腔直接灌注心肌，以缓解心肌缺血。

- 临床表现：由于冠状动脉 - 左室瘘容易导致左心室容量超负
  荷，最终导致充血性心力衰竭，典型临床表现除劳力性呼吸困
  难、乏力等，更多表现类似于主动脉瓣反流的征象。也有相当
  部分患者由于舒张期主动脉腔内高压血流经过扩张瘘管流向心
  室腔而产生"冠状动脉窃血"现象，导致缺血性胸痛发作被误
  诊为冠心病。因此，该患者多次在当地医院治疗冠心病效果只
  能达到暂时有效而不能保证长期效果。根治本病的最有效的治
  疗方式就是外科治疗。

【病例启示】

- 二维超声心动图结合彩色多普勒超声可发现冠状动脉瘘的起源，显示扩张的冠状动脉，并追踪冠状动脉的走向及瘘口。
- 心肌致密化不全超声心动图表现为受累节段均可见丰富肌小梁回声及深陷其间的隐窝，CDFI 显示隐窝内可见与心腔相通的低速血流信号。
- 冠状动脉瘘与心肌致密化不全在胚胎发育产生的机制是相同的，均为心肌的窦状间隙未闭合所致。
- 本例患者心肌致密化不全也可能因为冠状动脉瘘导致心肌缺血，心内膜下心肌窦状间隙再开放，使血液由心腔直接灌注心肌，以缓解心肌缺血。

作者：杨娅，徐丽媛，曲泡晨，张芮英，潘宇帆
单位：首都医科大学附属北京安贞医院超声心动图一部

第六章

其他类型心肌病

病例 1
继发性心肌病：误诊为扩张型心肌病的酒精性心肌病

【病史、体征及相关检查】

患者，男性，52 岁。

主诉：发现左心增大 20 余年，胸闷、憋气 10 年，加重 6 个月。

现病史：患者于 2000 年体检时发现左心增大，无胸闷、胸痛，无气促、呼吸困难等症状。患者于 2010 年在无明显诱因的情况下出现胸闷、憋气，伴呼吸困难，活动后明显，症状反复发作，未引起重视。6 个月前症状明显加重，于当地医院超声心动图检查显示左心扩大，左室壁运动普遍减低，EF 为 28%，诊断为"扩张型心肌病"。于当地医院行心脏再同步化并心脏复律除颤器植入治疗。术后症状改善不明显，爬楼 2 ～ 3 层即胸闷、气短，夜间不能平卧。多次于当地医院治疗，症状反复。现入院进一步治疗。

既往史：糖尿病病史 10 年，心房颤动 1 年，否认高血压、冠心病及高血脂病史。否认结核、肝炎等传染病病史，无其他手术史及输血史，无药食过敏史，预防接种史正规。

家族史和个人史：否认心肌病家族及家族遗传病病史。仔细追问患者饮酒史，发现患者大量饮白酒 30 余年，2 千克 / 天，患者于 2010 年戒白酒，2017 年戒其他酒类。吸烟史 15 年，2 ～ 3 包 / 天，已戒 20 年。久居出生地，无疫区居住史。

体格检查：体温 36.3 ℃，血压 90/60 mmHg，心率 89 次 / 分，心律不齐，呼吸 18 次 / 分。神清，精神可，无其他特殊表现。

辅助检查

> 心电图：自身心律与起搏心律交替出现，心房颤动（图 6-1-1）。

> 实验室检查：BNP 为 346 pg/mL（参考值 0 ～ 100），尿酸（UA）为 585.7 μmol/L（参考值 208.3 ～ 428.4），肌钙蛋白 cTnI 为 0.12 ng/mL（参考值 0 ～ 0.04），葡萄糖（GLU）为

8.98 mmol/L（参考值 3.9 ～ 6.1），D- 二聚体为 361 ng/mL
（参考值 0 ～ 230）。

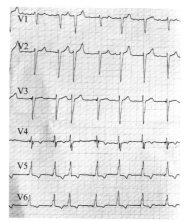

自身心律与起搏心律交替出现，心房颤动
图 6-1-1 心电图

【超声心动图】

■ 左室长轴切面：左心扩大，左室壁运动普遍减低，左心室
后壁、右心室前壁心包腔见液性暗区，右心室前壁积液深
5 mm，左心室后壁积液深 7 mm（图 6-1-2）；M 型超声：左
心室扩大，左心室壁运动减低，以后壁为著，左心室扩大，左
心室后壁液性暗区（图 6-1-3）；CDFI：收缩期二尖瓣房侧
见少-中量反流信号（图 6-1-4），舒张期主动脉瓣见反流信号
（图 6-1-5）。

■ 心底短轴切面：主动脉瓣三窦二叶，左、无冠瓣可见融合嵴，
舒张期可见关闭裂隙。主动脉、肺动脉未见异常，CDFI：舒
张期主动脉瓣下见大量反流信号。

■ 左室短轴切面：左室壁运动普遍减低，左室心尖部后壁
局部心肌小梁增多、增粗，心尖未见明显团块回声附着
（图 6-1-6 ～图 6-1-8）。

■ 四腔心切面：左心扩大，左室壁运动普遍减低，右心腔内可
见起搏导线回声，表面光滑，位置固定，左心室侧壁心包腔
液性暗区宽度为 14 mm（图 6-1-9）；CDFI：收缩期二尖瓣
房侧见少-中量反流信号，收缩期三尖瓣房侧见少量反流信号
（图 6-1-10）。

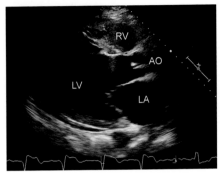

左室长轴切面示显左心扩大，左室壁运动减低，心包腔见液性暗区

图 6-1-2　左心室扩大

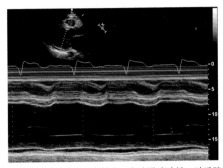

M 型超声心室波群显示左心室扩大，室壁运动减低，以后壁为著，
左心室后壁液性暗区

图 6-1-3　室壁运动减低

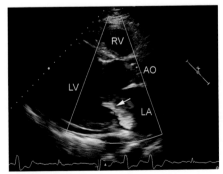

左室长轴切面 CDFI 显示主动脉瓣和二尖瓣反流信号（箭头）

图 6-1-4　主动脉瓣和二尖瓣反流

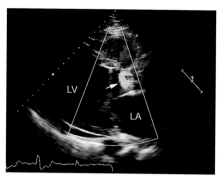

左室长轴切面 CDFI 显示主动脉瓣反流信号（箭头）

图 6-1-5　主动脉瓣反流

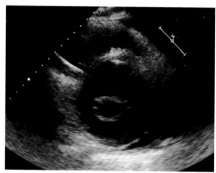

二尖瓣水平左室短轴切面显示左心室扩大，左室壁运动减低，
心包腔见液性暗区

图 6-1-6　左心室扩大

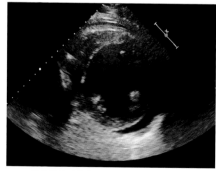

乳头肌水平左室短轴切面显示左心室扩大，左室壁运动减低，
心包腔见液性暗区

图 6-1-7　左心室扩大

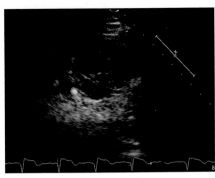

心尖水平左室短轴切面显示左心室扩大，左室壁运动减低

图 6-1-8　左心室扩大

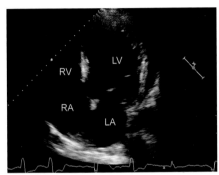

四腔心切面显示左心室扩大，左室壁运动减低，心包腔见液性暗区

图 6-1-9　左心室扩大

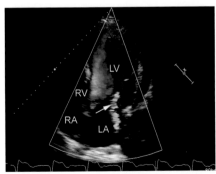

四腔心切面 CDFI 显示收缩期见二尖瓣反流信号（箭头）

图 6-1-10　二尖瓣反流

【超声心动图提示】

- 心脏再同步化治疗除颤术后；
- 左心扩大，左室壁运动普遍减低；
- 主动脉瓣反流（重度）；
- 二尖瓣反流（轻-中度）；
- 三尖瓣反流（轻度）；
- 心包积液（少-中量）；
- 左心功能降低（病因结合临床，考虑为酒精性心肌病）。

【鉴别诊断】

- 扩张型心肌病：两者超声心动图表现类似，有无长期饮酒史及戒酒后可改善为其鉴别关键。约 20% 的扩张型心肌病患者有心肌病家族史，心肌病理有助于鉴别。本例患者在仔细追问的情况下才说明有大量饮酒史，因此考虑为酒精性心肌病。
- 心肌致密化不全：是一种罕见的先天性疾病，有家族发病倾向，小梁化心肌及肌小梁间的间隙影响心肌的供血，引起内膜下心肌纤维化、心腔扩大及左心室收缩功能下降。酒精性心肌病也可有较多突起的肌小梁，但数量上相差甚远，且缺乏深陷的肌小梁间隙，而且单纯致密化不全一般不引起如此显著的左心扩大和心功能降低。
- 缺血性心肌病：少数严重冠心病患者心肌有多发性小梗死灶或因慢性缺血形成广泛的纤维化，心脏各腔室都扩大，有时难以鉴别，但多有冠心病的易患因素，典型或不典型心绞痛病史，心电图多有与冠状动脉供血部位对应异常 Q 波及 ST-T 改变，超声心动图表现为节段性室壁运动异常，冠状动脉造影可以鉴别。
- 心肌炎：病毒性或风湿性心肌炎在少数严重病例中可有明显的心脏扩大。一般而言，这种严重的心肌炎多属于急性期，但也可以延至数周或 2 ~ 3 个月，而酒精性心肌病多属于慢性。详细询问有无上呼吸道感染病史，病毒血清试验有一定帮助，判断风湿活动的一些血清学检查可以提供依据。

【分析讨论】

- 酒精性心肌病：指长期大量饮酒出现酷似扩张型心肌病的表现，特点是左心室扩张、左室壁厚度正常或降低、左心室质量增加。酒精性心肌病起病多缓慢、隐匿，中青年男性多见，大多以心力衰竭、心律失常为最早表现，症状严重程度主要与服用酒精的累积量及持续时间相关。酒精性心肌病引起的心力衰竭占西方国家所有非缺血性心脏扩大心力衰竭的21%～36%。目前尚无特异性诊断方法及标准。有大量饮酒史（酒精 125 mL/d，即啤酒 4 瓶或白酒 150 g），持续 10 年以上，出现心脏病的症状和体征，能排除其他心脏病即应考虑酒精性心肌病。强制性戒酒 4～8 周，积极治疗后病情迅速改善亦支持酒精性心肌病的诊断。心肌心内膜活检很难发现与酒精性心肌病有关的特异性改变，但其线粒体与冠状动脉内壁的水肿出现率高，对诊断有一定的帮助。一般每天饮酒 90 g 以上，持续 5 年以上，就有无症状的酒精性心肌病风险（左心室功能损伤，无症状期），继续饮酒者可能出现症状甚至心力衰竭（症状期）。近期研究证明，饮酒量、规律饮酒及基因等都是影响酒精与心血管疾病的因素。

- 发病机制：一般认为是长期大量的酒精摄入，导致心肌细胞及间质细胞水肿和纤维化、脂肪堆积、心肌肥大、心肌纤维紊乱和溶解坏死、线粒体变性，由此出现心脏不同程度的增大、收缩功能进行性减退、心排血量减低及出现多脏器供血不足的表现，导致心肌收缩力下降，引起心律失常。同时酒精代谢产物乙醛可促使儿茶酚胺的释放，使交感神经兴奋，引起冠状动脉痉挛，造成心肌缺血。酒精中毒时酒精对心肌有直接或间接的毒性作用，膜的通透性改变引起钾、磷或某些酶的丢失及心肌纤维膜完整性的破坏，从而导致 ST-T 改变和 Q-T 间期延长，影响心肌自律性，引起致命性心律失常。

- 超声心动图检查的意义：酒精性心肌病患者均有不同程度的左心室增大，伴或不伴有左心房增大，少部分全心增大；左室壁对称性轻度增厚是酒精性心肌病的另一突出表现；左室壁心肌内出现异常散在斑点状回声增强也是酒精性心肌病的特征性表现，分布于左室壁各节段，提示有心肌纤维化；左室心内膜增厚、回声增强可能与全层心肌张力减小，泵血时心内膜负荷过重，也会导致左心室充盈和 LVEF 的下降；心房、心室扩大而致房室瓣瓣环扩张，瓣叶对合欠佳，可有二、三尖瓣反流。充血性心力衰竭是酒精性心肌病的主要临床表现，其他表现如心悸、气促、胸闷、乏力、肺水肿、心脏扩大与扩张型心肌病酷似。由于左心室增大、左心室收缩功能降低，使血液在心尖部淤滞，检查过程中还应注意有无左室心尖部附壁血栓形成。

- 预后及治疗：酒精对心脏的毒性作用是可逆的，停止酒精摄入可阻止心肌损害进展。所以酒精性心肌病的早期发现、早期诊断对酒精性心肌病的治疗至关重要。坚持戒酒和系统内科治疗可以明显改善预后，而继续饮酒可使病情迅速恶化。而心脏受损严重者，病情虽迅速改善，但心脏大小恢复正常需要一个过程。酒精性心肌病患者一旦出现心力衰竭症状，其平均存活期 < 3 年，但戒酒一旦成功，多数心功能可明显改善，心脏体积可逐渐缩小或恢复正常。但本例患者饮酒时间长，饮酒量大，对心肌损伤严重，难以恢复。

【经验教训】

由于扩张型心肌病是一种特发性疾病，对于临床表现及超声心动图表现类似扩张型心肌病的患者，医师在问诊过程中应仔细采集病史，特别是家族史和饮酒史等，注重病因的诊断。患者有大量饮白酒史 30 余年，平均 2 千克／天，表现类似扩张型心肌病，室壁运动普遍性减低，室壁厚度尚可，且无心肌病家族史，亦无冠心病危险因素，基本能诊断酒精性心肌病。而该患者一直以扩张型心脏病就诊，在外院就诊过程中未注意 20 余年前发现的左心增大，未注意大量饮酒史，未能早期诊断及治疗酒精性心肌病，10 年前出现胸闷、憋气的症状才逐渐戒酒，但并未完全戒断，3 年前才完全戒酒，而心肌已经严重受损，植入起搏器后心功能亦未得到明显改善。酒精性心肌病的症状严重程度主要与服用酒精的累积量及持续时间相关，若能早期重视，早期戒酒，多数心功能可明显改善，心脏体积可逐渐缩小或恢复正常。

【学习要点】

- 酒精对心脏的毒性作用是可逆的，停止酒精摄入可阻止心肌损害进展，早期发现、早期诊断对酒精性心肌病的治疗至关重要。
- 通过超声心动图检查可以对治疗前后进行动态随访观察，对早期诊断及判断预后有重要价值。

作者：杨娅，蒲利红
单位：首都医科大学附属安贞医院超声心动图一部

病例 2
肿瘤性心脏病：化放疗致肿瘤患者心肌严重受损

【病史、体征及相关检查】

患者，女性，72 岁。

主诉：乳腺癌根治术后 9 个多月，化疗后出现心悸、乏力、气短半年。

现病史：患者 9 个月前因"左乳腺癌"行乳腺癌改良根治术。术前、术后共行 TA 方案（艾素 120 mg＋艾达生 120 mg）辅助化疗 8 次。化疗前血象、心电图（图 6-2-1）、超声心动图（LVEF 为 75.5%）正常。两次化疗间隔 20 天，第八次化疗结束时，患者出现窦性心动过速，化疗后有双下肢水肿，伴心悸、乏力、气短。1 个月后再开始放疗，第九次放疗后，患者上述症状加重，夜间不能平卧，超声心动图显示心脏大小正常，左心室功能明显降低（LVEF 为 25%）。因症状严重停止放疗，给予抗心力衰竭及心肌保护治疗 40 天后症状有所缓解。随访超声心动图：LVEF 恢复至 42.2%。抗心力衰竭及心肌保护治疗 3 个月后入院复查超声心动图。

既往史：既往有高血压 20 年，血压最高达 160/90 mmHg，服用降压药可控制。无其他心血管疾病。

体格检查：双下肢水肿。

辅助检查

➤ 心电图：化疗前患者心电图显示正常（图 6-2-1）；第九次放疗后患者心电图显示心房颤动，伴有广泛 ST-T 改变（图 6-2-2）；抗心力衰竭及心肌保护治疗 3 个月后心电图显示恢复窦性心律，左胸导联 ST-T 明显改变（图 6-2-3）。

➤ 实验室检查：BNP 为 1299.0 pg/mL，肌钙蛋白 cTnI 为 0.17 ng/mL，白细胞计数偏低（2.33×10^9/L）。

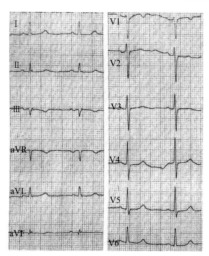

化疗前患者心电图显示正常

图 6-2-1　心电图

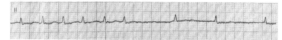

第九次放疗后患者心电图显示心房颤动，伴有广泛 ST-T 改变

图 6-2-2　心电图

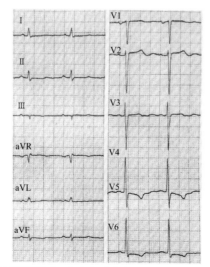

抗心力衰竭及心肌保护治疗 3 个月后：恢复窦性心律，左胸导联 ST-T 明显改变

图 6-2-3　心电图

【超声心动图】

- 左室长轴切面：左心室稍大，室壁运动减低。M 型超声显示左心室前后径为 57.9 mm，EF 为 39.9%（图 6-2-4）。
- 四腔心切面：左心扩大，室壁运动减低（图 6-2-5）。
- 两腔心切面：左心扩大，左心扩大，室壁运动减低（图 6-2-6）。双平面 Simpson 计算左心室功能降低，LVEF 为 41%（图 6-2-7）。

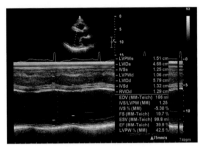

左室长轴心室 M 型测量左心室功能

图 6-2-4　左心室收缩功能降低

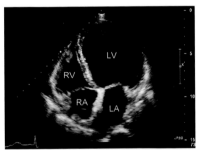

左心扩大，室壁运动减低

图 6-2-5　四腔心切面

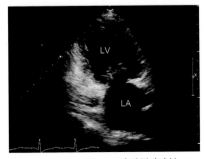

室壁运动减低

图 6-2-6　两腔心切面

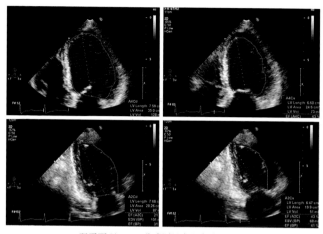

双平面 Simpson 公式测量左心室功能减低

图 6-2-7　左心室收缩功能降低

【超声心动图提示】

- 左心扩大；
- 左室壁运动普遍减低；
- 左心功能减低。

【鉴别诊断】

冠心病：该患者有心悸、气短、乏力等症状，心肌标志物肌钙蛋白 cTnI 升高。但是该患者超声心动图检查未见节段性室壁运动异常，并且在停止化放疗后，心功能有不同程度的恢复。

【最终诊断】

- 心力衰竭；
- 高血压 II 级；
- 阵发性心房颤动；
- 左侧乳腺癌术及化放疗后。

【分析讨论】

- 放化疗的心脏毒性：癌症的发病率和死亡率的持续升高已经成为全球性问题，随着化放疗的广泛应用，随之而来的毒副作用也逐渐被重视，心脏毒性是其中最重要的并发症之一。肿瘤治疗过程中，心肌损害的早期识别已经成为减少心脏毒性致死或致残的关键所在。

- 毒性机制：化疗药物艾达属于蒽环类抗肿瘤药物，属于非靶向性治疗，不可避免地造成全身其他器官组织与细胞的损伤。其心脏毒性的机制是铁介导的活性氧簇的产生及心肌的氧化应激；触发氧自由基，尤其是羟自由基的生成，导致心肌细胞脂质过氧化和心肌线粒体 DNA 的损伤等。其与心肌组织的高亲和更易造成心肌损害。蒽环类药物的心脏毒性通常为不可逆的心肌损伤。放射性心肌损害的主要原因是放射线对心肌组织的直接作用，与放射方法、照射剂量在胸腔的分布特点和心脏吸收的计量大小有关。本例患者为左侧乳腺癌，放疗位置与心脏位置接近，是心肌放射性损害的高危人群。

- 病情变化：本例患者最初即有乏力、气短，但在化放疗中出现以下新情况：①左心室功能明显受损：LVEF 由化疗前的 75.5% 明显下降为 25%；②新发心房颤动：自主心律由原来的窦性心律变为心房颤动，而停止化放疗后，未做针对性治疗又恢复为窦性心律；③患者原心电图基本正常，但后来左胸前导联出现明显 ST-T 改变，提示心肌严重受损；④ BNP 明显升高；⑤心肌损伤标志物肌钙蛋白 cTnI 升高。综合考虑认为患者治疗过程中发生了严重的心肌受损，在停止化放疗后以上情况有不同程度的恢复，故也支持心肌损害与化放疗有关这一观点。

【病例启示】

- 心脏毒性是化放疗最重要的并发症之一，患者在接受化放疗过程中，心肌损害的早期识别已成为减少心脏毒性致死或致残的关键所在。
- 密切观察病情，监测心功能。

作者：杨娅，杨娇
单位：首都医科大学附属北京安贞医院超声心动图一部

病例 3
心动过速性心肌病：长期心动过速致心脏改变

【病史、体征及相关检查】

患者，女性，11 岁。

主诉：发现心律不齐 8 年余。

现病史：患者 2 岁时因体检发现心率快，于当地医院就诊，行心电图检查提示"房性心动过速"。曾服用过索他洛尔、美他洛尔克、普罗帕酮等抗心律失常药物，效果欠佳，未能转为窦性心律。自行停药 2 年，24 小时动态心电图提示"全天 24 小时均为房性心律"。平素心室率维持在 160 ～ 180 次 / 分。

既往史：既往体健，否认结核、肝炎等传染病病史，无手术史及输血史，无药食过敏史，正规预防接种，否认家族遗传病病史，无疫区居住史。

体格检查：体温 36.5 ℃，脉搏 160 次 / 分，呼吸 25 次 / 分，血压 98/65 mmHg。双肺呼吸音粗，心前区无杂音。

辅助检查

➤ 心电图：房性心动过速，心电轴右偏，心室率 166 次 / 分，完全右束支传导阻滞（图 6-3-1）。

➤ 胸部 X 线：胸廓对称，气管居中，双肺纹理可，双肺门影正常，心影增大，心胸比约为 0.55。

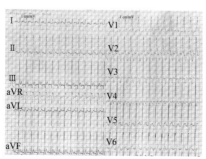

房性心动过速，心电轴右偏，心室率 166 次 / 分，完全右束支传导阻滞

图 6-3-1 心电图

【超声心动图】

- 左室长轴切面：左心扩大，室壁运动普遍减低；CDFI：二尖瓣见中量反流信号；M型超声：左心室扩大，室壁运动减低，左心室收缩功能明显减低，EF为26.7%(图6-3-2～图6-3-4)。
- 心尖四腔心切面：全心扩大，以左心增大为明显，左心室收缩功能减低；CDFI：二、三尖瓣中量反流（图6-3-5，图6-3-6)。

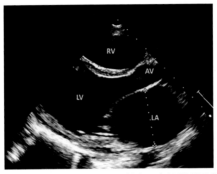

左室长轴切面见左心明显扩大，动态图像显示室壁运动普遍减低

图6-3-2　左心明显扩大

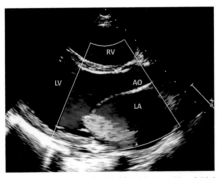

胸骨旁左室长轴切面CDFI见二尖瓣中量反流

图6-3-3　二尖瓣反流

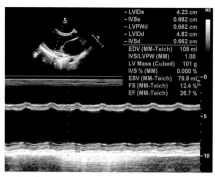

左心室 M 型超声显示左心室扩大，心功能减低

图 6-3-4　左心室功能减低

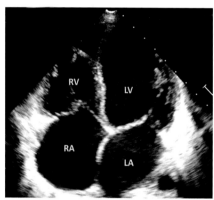

心尖四腔心切面见全心增大，动态图像显示左室壁运动减低

图 6-3-5　全心扩大

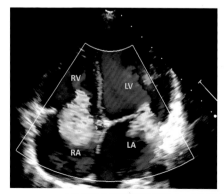

心尖四腔心切面 CDFI 显示二、三尖瓣中量反流

图 6-3-6　二、三尖瓣反流

【超声心动图提示】

■ 全心扩大，以左心扩大为明显；

■ 左心室收缩功能减低；

■ 结合临床考虑为心动过速性心肌病。

【鉴别诊断】

■ 扩张型心肌病：可以发生于儿童时期，临床中有反复心功能不全表现；查体心界扩大，心音低钝；X 线检查可见心影增大；心电图可见肢体导联低电压、ST-T 表现；超声心动图表现为全心扩大，心功能下降。从临床、相关检查与心动过速性心肌病均相似。本例患者有明确长期心动过速病史，且心电图存在异常。心脏超声表现为左心增大，左心室收缩功能减低，考虑为心动过速性心肌病。

■ 心内膜弹力纤维增生症：本病婴儿多见，心电图多可见左心室高电压表现，X 线提示心影增大；心脏超声表现为左心增大，以左心室为著，典型表现为左室球形扩大，左室短轴心内膜明显增厚，以 > 3 mm 作为诊断依据。本例患者心电图显示心动过速，有明确心动过速病史，超声心动图心内膜无增厚、增强的表现。二者可以鉴别。

【最终诊断】

■ 心动过速性心肌病；

■ 全心扩大，以左心扩大为明显；

■ 左心室收缩功能减低。

【分析讨论】

■ 心动过速性心肌病：是一种主要由于各种快速性心律失常反复或持续发作而导致的左心扩大及左心功能不全，心律失常通常包括室上性心动过速、室性心动过速、不适当的窦性心动过速等，其中房性心动过速更为常见。根据 2006 年 ASE 关于心肌病的分类，该类心肌病被定义为获得性心肌病。该病的另外一个特点是具有可逆性，即在用药或者射频消融恢复窦性心律后，心功能可完全恢复，左心室大小也可缩小至正常。与成年人相比，儿童更容易出现心动过速性心肌病，可能与儿童症状不典型或者不能描述、心动过速发作未能及时发现有关。

- 易误诊为"扩张型心肌病"：该病可能会与扩张型心肌病相混淆，就单纯心脏超声表现来说，与扩张型心肌病表现基本一致，均表现为全心扩大，心脏收缩受损，但扩张型心肌病心电图多见肢体导联低电压，可见房性期前收缩、室性期前收缩，而心动过速性心肌病则在心电图中可看到明显的心动过速，包括房性心动过速、阵发性室上性心动过速或室性心动过速，患者通常也有明确的较长时间的心动过速病史。

- 超声心动图的重要性：超声心动图对心动过速性心肌病的诊断及治疗非常重要，大部分的心动过速是不会出现心动过速性心肌病的，但在持续性房性心动过速、反复持续发作的室上性心动过速及室性心动过速时，心动过速性心肌病较易发生，心功能的评估对心动过速急性发作期有重要的指导意义，若明确诊断为心动过速性心肌病，则禁止使用负性肌力作用的药物，如普罗帕酮等，而只能使用无负性肌力作用的Ⅲ类抗心律失常药物，如胺碘酮等。

- 超声心动图的漏诊：超声心动图一般不会漏诊该病，但容易存在重视程度不够。

- 遗传性：该疾病与遗传性无关，一般是与心动过速发作的持续时间有关。

【经验教训】

- 心电图异常：可见持续性房性心动过速、室上性心动过速、室性心动过速及不适当的窦性心动过速。

- 超声心动图的重要性：有文献报道室上性心动过速发作超过8小时即可出现心动过速性心肌病，因而对心动过速发作时间较长的患者或者病史不明确的患者，超声心动图检查是非常必要且必需的，若在心功能不明确的状态下盲目使用负性肌力作用明显的抗心律失常药物，有发生心源性休克的可能。

【病例启示】

- 超声心动图是诊断致心动过速性心肌病的重要方法，结合患者病史、心电图等相关辅助检查可诊断该疾病，为临床下一步治疗提供依据。

- 对急性期发作较长时间的心动过速的患者，用药前进行心脏超声检查是非常必要的，对临床终止心动过速发作的用药提供明确的指导方案。

作者：包敏，郑春华
单位：首都儿科研究所附属儿童医院

病例 4
预激性心肌病：异常运动的室间隔

【病史、体征及相关检查】

患儿，女性，9 个月。

主诉：发热、纳差 1 天。

现病史：患儿 1 天前因受凉发热，体温最高达 38.8 ℃，口服布洛芬后降至正常。患儿自发热后，进食奶量明显减少，遂入院就诊。

既往史：既往体健，否认结核、肝炎等传染病病史，无手术史及输血史，无药食过敏史，正规预防接种，否认家族遗传病病史，无疫区居住史。

体格检查：体温 37.2 ℃，脉搏 120 次 / 分，呼吸 40 次 / 分，血压 82/55 mmHg。双肺呼吸音粗，心前区无杂音。

辅助检查：心电图显示窦性心律，心电轴正常，可见预激波，为右侧旁路预激综合征（图 6-4-1）。

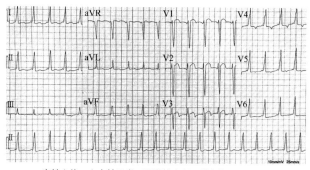

窦性心律，心电轴正常，预激综合征，继发性 ST-T 改变

图 6-4-1　心电图

【超声心动图】

■ 左室长轴切面：左心室扩大，室间隔与左室后壁呈协同运动（图 6-4-2）；M 型超声：左心室收缩功能减低，EF 为 42%（图 6-4-3）。

- 心尖四腔心切面：左心室室间隔可见基底段室壁变薄，运动中向右心室膨出，基底宽约为 17 mm，高约为 7.6 mm，与左心室侧壁呈"矛盾"样运动（图 6-4-4），左心室侧壁及心尖部肌小梁增多，可见隐窝。双平面 Simpson 法测量左心室收缩功能减低，EF 为 39%（图 6-4-5）。

- 综合以上超声心动图检查：患儿心功能下降，左室间隔基底段运动异常，提示"左心室收缩功能减低，室间隔运动异常"。

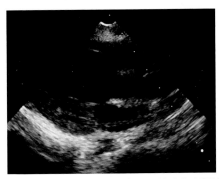

左室长轴切面见左室间隔与左室后壁呈协同运动

图 6-4-2　左心室扩大

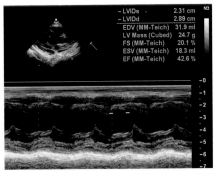

左心室 M 型超声显示室间隔与左室后壁呈同向运动，心功能减低

图 6-4-3　室间隔运动异常

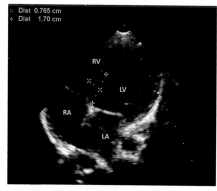

四腔心切面见左心增大，左室间隔可见基底段在运动中向右心室膨出，基地宽约为 17 mm，高约为 7.6 mm，与左心室侧壁呈"矛盾"样运动，左心室侧壁及心尖部肌小梁增多，可见隐窝

图 6-4-4　室间隔运动异常

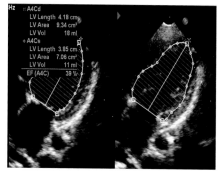

双平面 Simpson 法测量左心室收缩功能减低，EF 为 39%

图 6-4-5　左心室收缩功能减低

【超声心动图提示】

- 左心室收缩功能减低；
- 室间隔运动异常。

【鉴别诊断】

- 陈旧心梗节段性室壁运动异常：本病多见于成年人，有心肌梗死病史，临床中可出现反复心功能不全表现，查体有心界扩大，心音低钝；X 线检查可见心影增大；心电图可见异常 Q 波，伴或不伴 ST 段下移；超声心动图可表现为梗死相关部位

的室壁运动异常，包括运动幅度减弱或者消失，心肌变薄，可呈纤维化，该病甚至可出现室壁瘤。本例患儿心电图无异常 Q 波，明确为显性预激综合征，与该病不相符。

■ 左束支传导阻滞：本病多见于成年人，儿童罕见，心电图可明确诊断，超声心动图可表现为室间隔运动异常。本例患儿心电图明确提示为显性预激综合征，与该病不相符。

【最终诊断】

■ 预激性心肌病；
■ 左心室收缩功能降低。

【分析讨论】

■ 预激性心肌病：又称预激综合征（pre-excitation syndrome）或 WPW（Wolf-Parkinson-White）综合征，是指心房至心室的激动传导除了正常的房室结通路外，还存在另外一条或者多条通路可以下传，在心动过速不发作时，心电图可见到提前由心房至心室下传的预激波，最常见的该病临床症状为旁路参与的房室折返性心动过速，在心动过速发作时旁路逆传房室结前传形成折返环。但在 1998 年，Yamanaka 等首次报道了预激综合征与左心功能不全的关系，该例患儿在行射频消融术后，心功能较前好转，而后该类疾病逐渐被认识，被称为预激性心肌病，但具体病因及机制不明，且预激性心肌病通常发生在右侧旁路，左侧旁路通常不会导致该病，且该病的发作与年龄无关，几个月的婴幼儿也可见。

■ 易误诊为"节段性室壁运动异常"：该病可能会与心梗引起的间隔部分节段性室壁运动异常或者左束支传导阻滞相混淆，就心脏超声表现来说，心梗引起的室间隔部分节段性室壁异常也表现为室间隔段运动幅度减低，心脏收缩功能受损，但该病心电图多见 Q 波，且患儿存在明确的心梗病史。左束支传导阻滞的患儿心脏超声也可以表现为间隔部位的运动异常或者不协调，心电图可以明确存在左束支传导异常。

■ 超声心动图的重要性：超声心动图是预激性心肌病作出诊断的首要检查方式，对大部分预激综合征患儿来说，左心室内径和心功能正常，而在预激性心肌病患儿中，可以明确看到左心室增大，左心室收缩功能减低，基底段室间隔运动异常，如碰到该类超声表现需考虑到预激性心肌病的可能性。

- 超声心动图的漏诊：超声心动图对该病的诊断一般不会漏诊，但可能存在对该类疾病认识不足的情况。
- 遗传性：由于该病发病率较低，暂不明确是否与遗传有关。

【经验教训】

- 心电图异常：心电图可见到预激波，通常为 B 型预激，即右侧旁路的预激综合征。
- 超声心动图的重要性：超声心动图是诊断预激性心肌病的首选方法，典型表现在超声心动图中不难识别，如考虑为预激性心肌病，需尽早行射频消融治疗，阻断前传，恢复室壁运动异常及心功能。

【病例启示】

- 超声心动图是诊断预激性心肌病的重要方法，一旦遇到室间隔基底段运动异常表现的患儿，需结合患儿病史、心电图等相关辅助检查，应考虑到该病的可能性，为临床提供明确诊断，以便进一步治疗。
- 预激性心肌病目前病因并未明确，且多出现于有右侧旁路的显性预激综合征的患儿中，临床门诊中遇到该类患儿，虽然既往无心动过速发作，也需行超声心动图检查，以除外该病的可能性。

作者：包敏，郑春华
单位：首都儿科研究所附属儿童医院

病例 5

糖原贮积病Ⅱ型：罕见的常染色体隐性遗传病

【病史、体征及相关检查】

患儿，男性，4个月。

主诉：食欲差，喂养困难1周。

现病史：患儿因纳奶量少、喂养困难，故来门诊就诊，行心脏超声检查。

既往史：既往体健，否认结核、肝炎等传染病病史，无手术史及输血史，无药食过敏史，正规预防接种，否认家族遗传病病史，无疫区居住史。

体格检查：体温36.8 ℃，脉搏150次／分，呼吸40次／分。舌体肥厚，听诊双肺呼吸音粗，心前区未及明显杂音。腹软，肝肋下2 cm。双下肢无水肿，肌张力低。

【超声心动图】

- 胸骨旁左室长轴切面：左心室前间隔及后壁均明显增厚，左室腔变小，室壁运动尚好，心功能正常；CDFI：心内血流无明显异常（图6-5-1）；M型超声：室间隔及后壁明显增厚，室间隔及后壁厚度为20 mm，右室壁亦增厚（图6-5-2）。
- 左室短轴切面：左室壁弥漫性肥厚，收缩期左心室腔近乎闭塞（图6-5-3）；CDFI：心内血流无明显异常（图6-5-4）。
- 心尖四腔心切面：室间隔及左室壁增厚，心腔变小，右室壁增厚，左心室外侧壁处心包腔内见液性暗区（图6-5-5）；CDFI：二尖瓣少量反流信号（图6-5-6）。
- 剑突下四腔心切面：同胸骨旁四腔心切面，左室壁弥漫性肥厚，左心腔内径变小，收缩期左室腔近乎闭塞；CDFI：二尖瓣少量反流信号（图6-5-7）。

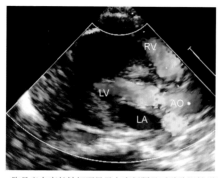

胸骨旁左室长轴切面显示左室间隔及后壁弥漫性增厚，右室壁亦增厚；

CDFI 显示心腔内血流无明显异常

图 6-5-1 室壁增厚

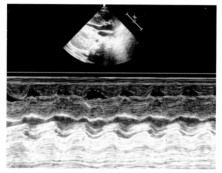

左心室 M 型超声显示室间隔、左室后壁及右室壁增厚

图 6-5-2 室壁增厚

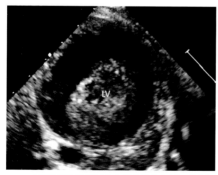

左室短轴切面显示左室壁弥漫性肥厚，收缩期左室腔近乎闭塞

图 6-5-3 室壁增厚

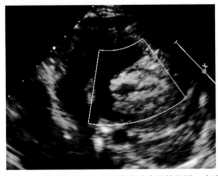

左室短轴切面显示左室壁弥漫性肥厚，血流无明显异常

图 6-5-4 室壁增厚

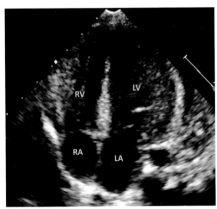

心尖四腔心切面见左室壁明显增厚，心腔明显变小

图 6-5-5 室壁增厚

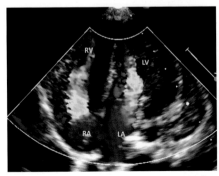

心尖四腔心切面 CDFI 显示二尖瓣少量反流信号

图 6-5-6 二尖瓣反流

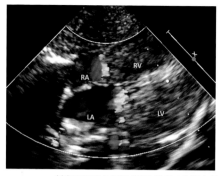

剑突下四腔心切面 CDFI 显示二尖瓣少量反流信号

图 6-5-7　二尖瓣反流

【超声心动图提示】

- 左室壁弥漫性明显肥厚，右室壁增厚；
- 左心室心腔变小；
- 二尖瓣少量反流；
- 结合临床考虑为糖原贮积病Ⅱ型。

【鉴别诊断】

- 肥厚型心肌病：本病多见于成年人，以左心室非对称性肥厚为主要表现，也包括其他类型的肥厚型心肌病。本例患儿发病年龄小，既往无家族史，体格检查存在肌张力低下、舌体肥大等表现，肥厚型心肌病一般不存在此类表现，需要行基因检测以明确诊断，除外该病。
- 高血压性心脏病：本病非常常见，但该病多见于成年人，可引起左心室均匀性肥厚，室间隔厚度最多不超过 15 mm，主要出现在室间隔基底段，间隔与后壁的厚度比值 > 1.5 的罕见。该患儿虽然左心室弥漫性肥厚，年龄仅为 4 个月，且无高血压病史，与该病不相符。

【最终诊断】

糖原贮积病Ⅱ型。

【分析讨论】

- 糖原贮积病Ⅱ型：是由于酸性 α- 葡萄糖苷酶（acid-alpha-

Glucosidase，GAA）活性缺乏所致的常染色体隐性遗传病，极为罕见。于1932年由Pompe医师首先发现并报道，是一种以酸性麦芽糖酶缺乏导致的溶酶体糖原蓄积为特征。表现为多器官受累，在临床中根据发病年龄不同分为婴儿型（＜1岁）和晚发型（＞1岁）。其中婴儿型病情重，多于出生后至3个月内发病，出现多器官组织异常、全身肌肉无力、肌张力减低、喂养困难、心脏增大、心肌肥厚、肝大、舌体肥大等，多于1岁内死亡。晚发型则多以四肢肌力及呼吸肌力下降为主，心脏受累不明显。本例患儿年仅4个月，已有临床症状，心室壁明显肥厚，后续的GAA检查证实为婴儿型糖原贮积病Ⅱ型。

- 易误诊为"肥厚型心肌病"：该病可能会与肥厚型心肌病相混淆。首先肥厚型心肌病在婴幼儿发病率较低，一般均在成年期发病，而且肥厚型心肌病多表现为非对称性肥厚，在早期不会出现左心腔明显变小。因此，若在婴儿期遇到左心室弥漫性肥厚，且左心腔明显变小的病例，结合查体情况，需首先行GAA检查以除外该病。

- 超声心动图的重要性：超声心动图是糖原贮积病Ⅱ型在心脏表现的重要检查方式。一旦在婴儿期发现该病的典型表现，需首先完善GAA检测以明确诊断。

- 超声心动图的漏诊：超声心动图对该病一般不会漏诊，但可能存在对该类疾病认识不足的情况。

- 遗传性：该病已经明确是由于GAA活性缺乏所致的常染色体隐性遗传病，发病率较低，约为1∶40 000。

【经验教训】

- 心电图异常：心电图主要表现为QRS高电压，复极异常及PR间期缩短等。

- 超声心动图的重要性：超声心动图是在该病存在心脏受累时的首选检查方法，如果在检查时发现婴幼儿心室壁明显增厚、左心室腔明显减小，甚至合并左室流出道梗阻，首先考虑该病。

【病例启示】

- 超声心动图在诊断婴儿型糖原贮积病Ⅱ型时作用明显，一旦遇到婴儿左心室弥漫性肥厚、左室心腔明显减小、合并左室流出道梗阻时，需结合查体，测定GAA活性等相关辅助检查，明确该病的可能性。

- 糖原贮积病 II 型已经明确是一种常染色体隐性遗传病，相对罕见，临床门诊中如遇到婴儿喂养困难、肌张力低下、舌体肥大等情况时，需首选超声心动图检查，以除外该病的可能性。

作者：包敏，郑春华
单位：首都儿科研究所附属儿童医院

超声心动图学院 高级课程
——心肌病

扫一扫

········· 课程表 ·········

序号	讲者	课程题目
		总论
1	杨娅	心肌病的分类：国际与国内
		一、扩张型心肌病
1	杨娅	扩张型心肌病：分类、病理及临床
2	杨娅	扩张型心肌病：典型的超声心动图特征
3	郑春华	扩张型心肌病：儿童时期的典型表现
4	曲泡晨	扩张型心肌病：超声心功能评估及核医学分析
5	杨娅	扩张型心肌病：右心起搏合并左心室血栓

		二、肥厚型心肌病
1	杨娅	肥厚型心肌病：指南解读
2	杨娅	肥厚型心肌病：分类、病理及临床
3	杨娅	肥厚型心肌病：室间隔极度增厚的非对称性肥厚型心肌病
4	蒲利红	肥厚型心肌病：对称性合并梗阻
5	蒲利红	肥厚型心肌病：激发试验判断隐匿梗阻性心肌病
6	杨娅	肥厚型心肌病：右心室梗阻
7	郑春华	梗阻性肥厚型心肌病：SAM 征及合并二尖瓣反流
8	彭雪莉	肥厚型心肌病：合并二尖瓣后叶脱垂的梗阻性肥厚型心肌病
9	曲泡晨	肥厚型心肌病：家族性对称性梗阻性肥厚型心肌病
10	纳丽莎	肥厚型心肌病：家族性及基因突变
11	李爱莉	肥厚型心肌病：家族性改变及 10 年的演变
12	谢谨捷	肥厚型心肌病：左心室中部梗阻合并心尖室壁瘤肥厚型心肌病的超声与磁共振分析
13	杨娅	肥厚型心肌病：超声心动图助力梗阻性肥厚型心肌病化学消融治疗

序号	讲者	课程题目
14	蒲利红	肥厚型心肌病：非对称性梗阻性肥厚型心肌病及左室流出道疏通术
15	苏瑞娟	肥厚型心肌病：合并冠心病的肥厚型梗阻性心肌病及外科手术监测、随访
16	刘国文	非典型心肌肥厚：左心造影的应用
17	杨娅	心尖肥厚型心肌病漏诊分析：不容忽略的心电图异常
18	谢谨捷	心尖肥厚型心肌病："桃心"样改变的心尖肥厚型心肌病
19	付萌	新生儿肥厚型心肌病：早发现，早治疗
20	刘丽文	肥厚型心肌病：Liwen 术式治疗流出道梗阻及随访

三、限制型心肌病

1	杨娅	限制型心肌病：分类、病理及临床
2	杨娅	心肌淀粉样变性：典型表现
3	费洪文	心肌淀粉样变性：左心室对称性肥厚的原因探析——从影像到病理
4	刘怡	心肌淀粉样变性：限制性充盈障碍
5	廖书生	心肌淀粉样变性：伴左心室极危血栓形成
6	郑春华	心内膜弹力纤维增生症：增厚的心内膜和极度扩大的左心室
7	李静雅	心内膜弹力纤维增生症：伤不起的"陶瓷心"
8	康春松	勒夫勒心内膜炎：超声及临床
9	马宁	限制型心肌病：误诊为心尖肥厚型心肌病的勒夫勒心内膜炎
10	杨娅	嗜酸性粒细胞增多症：发生于右心室的勒夫勒心内膜炎

四、致心律失常性右室心肌病

1	杨娅	致心律失常性右室心肌病：分类、病理及临床
2	杨娅	致心律失常性右室心肌病：极度扩大的右心室和淤滞的血流

序号	讲者	课程题目
3	郑春华	致心律失常性右室心肌病：儿童时期的表现
4	吕秀章	致心律失常性右室心肌病："扇贝"样改变的右心室

五、左室心肌致密化不全

序号	讲者	课程题目
1	杨娅	左室心肌致密化不全：分类、病理及临床
2	蒲利红	左室心肌致密化不全：诊断与鉴别诊断
3	郑春华	左室心肌致密化不全：可能的遗传性疾病
4	杨娅	左室心肌致密化不全：儿童时期的表现
5	杨娅	左室心肌致密化不全：左心室弥漫性改变
6	杨娅	左室心肌致密化不全：合并主动脉瓣狭窄和关闭不全
7	杨娅	左室心肌致密化不全：合并先天性冠状动脉瘘

六、其他类型心肌病

序号	讲者	课程题目
1	杨娅	其他类型心肌病：分类、病理及临床
2	杨娅	继发性心肌病：误诊为扩张型心肌病的酒精性心肌病
3	杨娅	肿瘤性心脏病：化放疗后致肿瘤患者心肌严重受损
4	郑春华	心动过速性心肌病：长期心动过速致心脏改变
5	郑春华	预激性心肌病：异常运动的室间隔
6	郑春华	糖原贮积病Ⅱ型：罕见的常染色体隐性遗传病